T0272139

ÁPEIRON

Anaximandro, el gran filósofo griego, creía que el origen de todo era el ápeiron, término con el cual se define la materia indeterminada e infinita: se dice que **"todo sale y todo vuelve al ápeiron según un ciclo necesario"**.

Nuestra interpretación gráfica del ápeiron, creada a partir del símbolo del infinito, representa al ser y los cuatro elementos (aire, agua, tierra y fuego) como unidad del mismo.

En el sello editorial Ápeiron los lectores podrán encontrar obras sobre bienestar, salud, crecimiento personal y búsqueda del equilibrio entre mente y cuerpo.

Escuche su cuerpo

Prevenga el cáncer y
otras enfermedades catastróficas

Kerstin Chavent

Traducción del alemán
Carlos Eduardo Soler

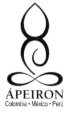

ÁPEIRON
Colombia • México • Perú

Pienso, luego soy lo que pienso

Para Raquel

Chavent, Kerstin
    Escuche su cuerpo : prevenga el cáncer y otras enfermedades catastróficas /
Kerstin Chavent ; traducción
Carlos Eduardo Soler. -- Bogotá : Panamericana Editorial, 2017.
    96 páginas ; 23 cm.
    Incluye índice alfabético.
    ISBN 978-958-30-5646-8
    1. Cáncer - Psicoterapia 2. Enfermos de cáncer - Relatos personales 3.
Curación mental 4. Mente y cuerpo 5. Meditación I. Soler, Carlos Eduardo,
traductor II. Tít.
    616.8914 cd 22 ed.
    A1584345

    CEP-Banco de la República-Biblioteca Luis Ángel Arango

Primera edición en Panamericana Editorial Ltda.,
bajo el sello Ápeiron, abril de 2018
Título original: *Krankheit heilt*
© 2015 Omega Verlag
© 2018, Panamericana Editorial Ltda.,
de la versión en español
Calle 12 No. 34-30
Tel.: (57 1) 3649000
www.panamericanaeditorial.com
Tienda virtual: www.panamericana.com.co
Bogotá D.C., Colombia

Editor
Panamericana Editorial Ltda.
Edición
Luisa Noguera Arrieta
Traducción del aléman
Carlos Eduardo Soler F.
Diagramación
Rafael Rueda Ávila
Diseño de cubierta
Diego Martínez
Imagen de cubierta
Shutterstock

ISBN 978-958-30-5646-8

Impreso por Panamericana Formas e Impresos S.A.
Calle 65 No. 95-28
Tel.: (57 1) 4302110 – 4300355. Fax: (57 1) 2763008
Bogotá D.C., Colombia
Quien solo actúa como impresor
Impreso en Colombia - *Printed in Colombia*

Contenido

¿Quién soy yo?

Yo no soy mi documento de identidad
ni mi trabajo o mi familia, tampoco lo que poseo.

Yo no soy mi sentimiento.
Yo no soy mi enfermedad.
No soy lo que los demás piensan de mí.

Yo soy más allá de las apariencias
y de las proyecciones, muy dentro de mí,
un amor calmado, tranquilo e inquebrantable.

Prefacio

Este libro surgió del profundo deseo de compartir lo que experimenté e investigué durante el tiempo en que estuve enferma de cáncer para que otras personas puedan utilizarlo. En todas las conversaciones que realicé, siempre tuve muy clara la profunda relación existente entre "mi" cáncer y mi historia. Así, el cuidado para afrontar la enfermedad fue paralelo al de la parte autobiográfica previa.

Todos los seres humanos sobrellevan la enfermedad a su manera. La historia de mi vida debe ser una invitación para que los demás enfrenten su propia historia más cerca de ellos mismos, tal como lo expreso específicamente. Considero en especial importante tener claridad sobre quiénes somos en realidad y aceptarnos, perfectos o imperfectos, tal como nos percibimos en este momento.

Introducción

La enfermedad está ahí para curarnos de un mal.

Hipócrates

Fui profesora de Lenguas y Comunicación Intercultural hasta cuando me diagnosticaron cáncer de mama. Interrumpí mi trabajo para hacerle frente a este nuevo horizonte. La comunicación tuvo para mí, a partir de ese momento, un sentido más amplio. Hasta entonces la había orientado hacia el exterior. Hablé con otras personas sobre mi enfermedad, discutí acerca de ella, confié en mí y me desahogué. Se convirtió para mí, desde ese momento, en una nueva dimensión: la comunicación conmigo misma.

Los exámenes y tratamientos son largos momentos de soledad. Yo soy quien tiene un tumor mamario, es mi vida, mi cuerpo. Nadie me puede acompañar en esta soledad. Allí solo estoy yo, con mi gran mundo interior que poco a poco voy descubriendo.

Cada persona trata de manera diferente su enfermedad. Nadie sabe cómo va a reaccionar pero nadie permanece indiferente ante un diagnóstico de cáncer. Muchos recurren a un poder superior con el fin de sentirse menos solos. Un amigo me contó la siguiente historia:

Todos tenemos que llevar nuestra cruz. Un hombre se sintió demasiado débil y le imploró a Dios que le aligerara su carga. Dios finalmente accedió a sus ruegos y le acortó la cruz. Esta situación se repitió varias veces y al cabo del tiempo, el hombre se encontró con sus compañeros frente a un abismo muy profundo. Todas aquellas personas que habían padecido su sufrimiento sin quejarse colocaron las cruces como puente y lograron sobrepasarlo. Solo quien se había quejado no lo consiguió. Su cruz era demasiado corta.

Esta historia me conmocionó de modo profundo. Debemos apretar valientemente los dientes con la esperanza de una salvación desde el exterior y soportar sin queja alguna el sufrimiento porque tal vez así obtengamos como "recompensa" nada diferente que el camino que nos aleje de la enfermedad. No creo que nuestro destino sea sufrir. Tratamos de entender para poder soportar mejor. Aceptamos el infortunio cuando le encontramos un sentido. Pero ¿tienen los sufrimientos de la enfermedad algún sentido aun si abren las puertas del paraíso?

¿La enfermedad como castigo? ¿El destino? La enfermedad existe, eso es todo. Especialmente me lo pregunto ahora. Por supuesto puedo tener la esperanza de que mañana la medicina encuentre un agente eficaz contra el cáncer, que yo pueda vivir, que el tiempo quizá lo cure, que de alguna manera haya una nueva solución… pero eso significa entregar lo más valioso que poseo, mi libertad y mi conciencia.

Mi enfermedad me ha enviado por un camino hacia mí misma. ¿Quién soy?, ¿de dónde vengo?, ¿adónde voy? y, lo principal, ¿por qué tengo este tumor en la mama? En mi camino me encontré con un "Yo" diferente y más profundo, y descubrí un nuevo tipo de lenguaje: hablo con mi cuerpo, con mi miedo, mi dolor, mi rabia, mi tumor. Esta enfermedad no ha llegado para castigarme. Por eso la designo como mi interlocutor, para hablar con ella, enviarle mensajes y solicitarle que abandone mi cuerpo. No soy menos que ella, hablamos al mismo nivel, no es mi juez ni yo soy su víctima. Mi enfermedad no es un castigo, es una expresión de mi cuerpo que se comunica conmigo a su manera. Como la portadora de un mensaje que tiene sentido para mí. Mi trabajo consiste en escucharlo. De esta manera puedo trabajar activamente en mi curación. Ya no estoy sometida solo a dispositivos y diagnósticos sino que a partir de este momento tengo un aliado. Siento que todo lo que mi cuerpo necesita para estar saludable de nuevo viene de mí misma. Solo es necesario activarlo. Para esto necesito de otros porque la sanación no funciona en solitario y aislada del mundo.

De ahora en adelante voy a escribir sobre mi historia. Es en esencia mi guía personal que puede servirles a los demás como fuente de inspiración.

Quiero especialmente transmitirles confianza a aquellos que se enfrentan a la enfermedad y tienen cambios dolorosos en su existencia. De esta manera podemos avanzar juntos y desarrollar nuestras vidas.

Entre el Báltico y el Mediterráneo

El viaje empieza allí donde están tus pies.

Lao-Tse

Me gusta observar a la gente. En Hamburgo, mi ciudad, me gusta mirar las ventanas iluminadas entre las estaciones del tranvía denominadas Hoheluft y calle Kellinghausen. En el sur de Francia, donde vivo desde hace mucho tiempo, también me gusta ver desde la terraza de un café todo el ajetreo y el bullicio de un día de mercado. Me gusta conocer gente, conversar, comunicarme, me gustan los cambios. Siempre me siento un poco nómada. Hace años una amiga de la escuela me llamó "una partícula libre en el espacio". Eso me dolió.

Mi madre perdió su patria cuando era niña. Al inicio de la guerra se trasladó a la región oriental de Alemania, territorio que hoy le pertenece a Polonia. Cuando tenía cinco años, un día de invierno, junto con su madre, su hermana, sus dos hermanos menores y su muñeca favorita, se subieron a una carreta y huyeron del frente de guerra, que avanzaba hacia el oeste. Todos los pueblos habían sido evacuados paulatinamente y semana tras semana observaron las tristes caminatas con una mezcla de desconfianza y compasión. Con la esperanza de un pronto regreso, empacaron con cuidado y enterraron en el jardín todos los objetos de valor. Mi abuela, una persona cariñosa que les tenía miedo a los caballos, amarró los últimos bienes a la carreta y cargó todo lo que se pudo transportar: ropa abrigada, utensilios de cocina y todos los edredones y mantas de la casa.

El camino extraviado por los territorios orientales duró un año y ya no regresaron a la casa. Mi abuela perdió a su hijo más pequeño.

Su grito, cuando al despertar lo descubrió muerto en sus brazos, quedó grabado profundamente en la memoria de la familia.

Los movimientos del frente oriental eran tan erráticos como sus caminatas. Se comía lo que se encontraba. El hambre, el frío y la muerte estaban por todas partes. Cuando terminó la guerra, la familia se reunió otra vez en Berlín, pero mi abuela, muy debilitada, se negó a dar un paso más. Mi abuelo desertó y prefirió una existencia más segura.

Después de la guerra se ubicó a los refugiados supervivientes en el occidente. Allí llegaron con las manos vacías y sin un centavo. Mis abuelos encontraron trabajo en una propiedad. Los recibieron con la misma mezcla de desconfianza y compasión que sintieron cuando eran fugitivos por primera vez. Este desprecio por aquellos que lo han perdido todo marcó profundamente la memoria de la familia.

Con los años mis abuelos pudieron comprar su propia tierra y organizar una granja nueva. En sus tierras se encontró petróleo. La granja creció, la vida se dedicó principalmente al trabajo. A los quince años mi madre se enfermó de poliomielitis. Pasó seis meses en el hospital en completo aislamiento. Milagrosamente se recuperó. Pocas personas pueden ver sus lesiones.

Mi padre nació en una vieja casa de un pueblo de la Baja Sajonia. Es el mayor de tres hijos y, al igual que mi madre, también perdió a un hermano. Este murió un año antes del nacimiento de mi padre; mi abuela nunca superó el dolor. Ya desde muy joven era muy serio y sensato. Como mi abuelo se fue para la guerra, a mi padre le correspondió ser el hombre de la casa. Se sintió responsable de las hermanas, de la madre y de la granja. Era el hombre fuerte, la roca que rompe las olas con un corazón suave, el hombre ideal en quien mi madre se pudo apoyar.

Soy la mayor de dos hermanas y mi madre me esperó con mucha ilusión. Una chica tímida y obediente. Mis tiempos de escuela quedaron marcados por el amor sin esperanza por un chico con el pelo un poco largo que salía con todas las jóvenes de mi clase menos conmigo. Yo me consolaba con los chicos del pueblo y con asistir a la escuela.

Recién graduada de dibujante de ingeniería dejé la región del Brezal de Luneburgo para iniciar mis estudios de Lenguas Romances y Pedagogía; bastaron dos años para darme cuenta de qué no quería hacer: trabajar en una oficina. Escribí en español sin antes haber hablado una sola palabra de esa lengua, pues conocía únicamente la expresión "Manos arriba, esto es un robo", de la película *Dos hombres y un destino*. Supe que solo podría mejorar mis conocimientos del idioma con una permanencia larga en España. Me tomó dos años adquirir el valor para llegar a Madrid un día de primavera, decepcionada por un amor no correspondido hacia un vendedor de electrodomésticos usados.

A pesar de mis conocimientos lingüísticos superficiales, en Madrid me sentí como en mi casa, como un equilibrista con red y doble cuerda de seguridad. Madrid, a finales de la década de 1980, era la *Movida de Madrid al cielo*, bares, conciertos, eventos espontáneos en donde se reunían Pedro Almodóvar y todos aquellos que participaban en el auge cultural de España. Conocí a un fotógrafo joven y seductor cuando finalizaba sus estudios de Derecho. Entendí muy poco lo que lentamente susurró en mi oído por primera vez, pero eso hizo que fuera todavía más interesante.

Cuando seis meses después regresé a Alemania, era bilingüe y estaba embarazada. La perspectiva de estudiar con el niño en Hamburgo y el padre en Madrid me pareció imposible. Decidí abortar. Tres años llevando y trayendo nuestro amor entre Hamburgo, Madrid y Barcelona hizo que con el paso del tiempo este se convirtiera en amistad. Al final, me preparé para mi primer examen de Estado. Mientras trabajaba diligentemente en función de los mitos antiguos, de Charles Baudelaire y Leconte de Lisle, sonó el teléfono.

Era el gran amor de la escuela, el chico con el pelo medio largo que había adorado en silencio durante tanto tiempo. Después de diez años me encontró, me dejé caer en sus brazos y cumplí con mi destino. Alternando entre Berlín y Hamburgo, completé mis estudios. Al final él se mudó conmigo y unos años más tarde, con el corazón arrugado, lo dejé. Prácticamente nos estábamos alejando de nosotros mismos.

Terminó casándose con una amiga mía; apreté los dientes y me fui de vacaciones a Montpellier. Desde mi balcón soleado en la parte antigua de la ciudad oí al vecino cantar arias de ópera y escribí en mi diario que finalmente, en ese momento, de nuevo mi vida era estable. Justo diez horas más tarde mi vida estaba otra vez fuera de quicio. Canté con el vecino y pasamos los siguientes dos días organizando nuestro futuro en común, antes de viajar a Madrid. Cuando llegué me esperaba su fax con la noticia de que él ya había enviado a Hamburgo sus libros y sus muebles en un tren. Llegó un frío día de noviembre y en su equipaje traía la obras completas de Charles Trenet y Georges Brassens y ropa no suficientemente abrigada para el invierno del norte de Alemania.

En la primavera viajamos juntos hacia Borgoña. Abordamos el tren en la estación de mi ciudad natal, cada uno con su maleta y una vaga idea de dónde, cómo y, sobre todo, qué estábamos viviendo. El tren se detuvo en Dijon y nos condujo luego por las profundidades de Nièvre, hasta Clamecy, donde teníamos hotel reservado por una noche. A las dos de la mañana, estábamos asustados y en piyama por las calles vacías y empapadas de lluvia. Durante el día la ciudad era más animada; dejamos esta zona inhóspita y llegamos a Joigny y, finalmente, a Sens.

Nos casamos y nos mudamos a una casa grande con entramado de madera, ubicada en el centro de la ciudad. Estoy familiarizada con la vida en Francia. Llegar a un lugar extraño es a la vez deprimente y estimulante. Todo es diferente: los sonidos, los olores, la forma de hablar, de vivir, de comer y de beber, todas aquellas pequeñas y grandes prácticas que varían de un lugar a otro. No me fue fácil simpatizar con las sutilezas de la lengua, luchar con los complicados trámites del Gobierno y abordar con acierto las muchas clases de quesos. Todo estaba en construcción y todo parecía complicado: obtener un permiso de residencia, encontrar un trabajo o un auto, pero sobre todo, el coraje de conducir. Desde los días en que manejé el Passat familiar, cuando ya tenía mi licencia de conducción, prácticamente no había conducido un auto. Mi suegro nos trajo de Marsella en un enorme y viejo Citroën. Me aferré al volante y, tensa, conduje al encuentro de mi primer cargo como profesora.

Pasamos cuatro años en Borgoña antes de viajar al sur. Me agradaban el cielo nublado y la lluvia suave del norte pero terminé dejándome seducir por la belleza árida de la región de Garrigue y el mar. Mi marido, sin embargo, se dejó seducir por el encanto de una amiga mexicana a quien conoció entre los alfareros.

Regresé a Hamburgo para encontrarme conmigo misma después de la separación. Me ofrecieron un puesto en una prestigiosa escuela secundaria. Me recibieron con alfombra roja: reconocieron mi bagaje, los estudiantes eran encantadores, los colegas también, los viejos amigos estaban allí, la familia; pero pese a que el tiempo era soleado, en esa primavera pasé los meses más tristes de mi vida. No estaba en mi casa y me sentía como en una película equivocada. Así vivía yo mi vida.

Por la falta de comprensión de casi la mayoría, decidí regresar a Francia. En el momento en que debía firmar mi contrato para el nombramiento definitivo, con la garganta seca y la voz firme, compartí con mi desconcertado director la decisión de no quedarme.

El primer día de las vacaciones de verano ya estaba otra vez de camino hacia el sur. Me alojé sola en la casa de un viticultor, una granja vinícola en las cercanías de Montpellier. Por tercera vez comencé en Francia desde el principio: trabajo, amigos, una nueva vida. Hice largas caminatas por los viñedos, conocí gente nueva y encontré una gran cantidad de oportunidades para la enseñanza de los idiomas como manera de ganarme la vida. Los sábados iba al mercado. Mis nuevas amigas me presentaron a alguien, él elaboraba joyas, pero no de cualquier clase. ¡Las vendía en Estados Unidos! Sin embargo, no me interesó, su mirada era demasiado triste. Como sabía mi nombre, me buscó en la guía telefónica y me llamó un domingo.

Tuvimos una relación sin hacer planes para el futuro. Mi primer anillo era un alambre de hierro, abierto y con reflejos dorados. No quise vivir con un hombre que estuvo casado durante más de treinta años y que se había separado hacía poco, no construyo una nueva relación con heridas tan frescas. Finalmente su sinceridad abrió mi corazón. Él era para mí como un cristal, hermoso, transparente y se interesaba por todas mis facetas. El segundo anillo que me regaló era cerrado: una banda ancha de plata rodeada por una rama de oro. Un pequeño diamante florecía sobre él. Cuando lo tuve en las manos se me salieron las lágrimas. ¡Este anillo era yo! ¡Sentí que me reconocía! He amado a muchos hombres pero nadie tocó mi corazón como él. Todo amor es diferente y siempre nuevo. Compramos una casa antigua e hicimos planes de matrimonio.

Durante los preparativos finales de la boda encontré un nudo en mi seno izquierdo. La mamografía no era clara y solicité de inmediato una biopsia porque quería saber el resultado el día de nuestra boda. Una semana más tarde, el diagnóstico: tumor maligno, cáncer. ¡Cáncer! Una palabra que siempre he pronunciado con precaución para mantener una distancia entre ella y yo, pero que extrañamente siempre me ha parecido familiar. Sabía que en algún momento le daría un descanso a mi vida pero también esperaba que el momento no llegara todavía. Era el momento.

Cuando, en una pequeña sala del laboratorio, me dieron el resultado de la biopsia no me sorprendí en realidad. Me pareció tener los mayores temores detrás de mí: una semana infinitamente larga esperando el resultado, un presentimiento combinado con el desconocimiento, entre la esperanza y el fatalismo. En el instante en que se anunció el diagnóstico se perdió una parte del miedo. ¡Había tanto por hacer!

Ese mismo día tuve una cita con el cirujano. Salimos del laboratorio y fuimos por los padrinos de boda, que llegaban de París y Estocolmo, para ir al hospital. En el poco tiempo que estuve en casa le envié un mensaje a todos mis seres queridos informándoles que a partir de ese momento mi vida iba a cambiar.

En la primera reunión con el cirujano se estableció el tono que se usaría en adelante. Era un hombre experimentado que amaba su trabajo y transmitía sabiduría. Confié en él de inmediato. Unos pocos días más tarde tuve la primera cirugía. Me extrajeron un par de ganglios linfáticos y se estableció el puerto para la quimioterapia. Dos días más tarde, ocultando la venda con un arreglo floral, nos casamos en el pueblo donde vivíamos. De nuestra casa al ayuntamiento solo había unos pocos pasos. Una colorida comitiva de amigos nos acompañó bajo el caliente sol de julio. Fue una gran fiesta en el jardín, improvisada y alegre, apoyada por la presencia de los invitados. Dos días más tarde y luego de unos análisis adicionales volamos a Santa Fe y recorrimos Nuevo México y Arizona.

Entre la quimioterapia y la radioterapia

Si te encuentras en un abismo, abre los ojos:
allí verás un delfín que te llevará a la luz.

Proverbio egipcio

A nuestro regreso, en medio de la descompensación por el desfase horario, fui con confianza a mi primera quimioterapia y no estaba completamente consciente de la magnitud de los cambios futuros en mi vida. La terapia en realidad no era molesta: el lugar era agradable, se puede decir casi social. Las personas se sentaban en círculo, en sillas de cuero color rosa pálido, había bebidas y alimentos y, si lo deseaba, cuidado para las manos y la piel. Todo estaba pensado para que los pacientes se sintieran tan cómodos como fuera posible y pudieran hablar entre sí. El intercambio con mis compañeros de sufrimiento era copioso, los hombres que estaban en el proceso eran más reservados. No entablaban una conversación, querían llegar rápidamente a lo importante.

Se me había informado sobre los numerosos efectos secundarios, pero no podía predecir cómo reaccionaría. *Cada persona es diferente* –tuve que escuchar una y otra vez en cada consultorio durante todo el tratamiento–. Este signo de interrogación era la frontera de la medicina y también su mayor triunfo. Pareciera que el hombre no fuera la suma de sus células y sus neuronas y que de alguna manera siguiera siendo un misterio para la ciencia moderna.

De ahí en adelante mi vida estaría decidida por un "protocolo". Pude tolerar la quimioterapia relativamente bien, las náuseas y la debilidad estaban dentro de los límites. El equipo que me trató era competente, sentí que estaba en buenas manos. Soy por naturaleza optimista y sabía que era importante si quería estar sana otra vez. Así podría controlar el cáncer durante ese año y luego continuar con una vida normal.

¿Normal? Debía tomar hormonas durante cinco años por el riesgo de recaída; en el cáncer de mama se habla de una recuperación completa después de veintisiete años o cuando se muere debido a alguna otra causa. Tenía la energía para soportar todos los tratamientos, pero ¿cómo podría vivir con la angustia subliminal de una eventual recaída?, ¿se superaría cada anomalía, cada examen, cada dolor difuso? ¿Sería posible que regresara el cáncer? No, no quería ver ese año como un "futuro mal recuerdo". Quería experimentar de modo consciente lo que me sucedía y crecer con mi experiencia.

No quise ocultar mi enfermedad a los demás. Decidí hablar abiertamente sobre ella. La enfermedad no era una vergüenza y no quería que les diera miedo. Yo hablaba con naturalidad de "mi tumor", "mi cáncer". Esto no significaba que lo quisiera sino que lo veía relacionado conmigo. Mi cuerpo lo hizo –¿quizá podría mi cuerpo disolverlo?–. Me quedaba claro que mi curación no dependía solo de los tratamientos médico-químicos tradicionales. Vivía con la paradoja de que aquello que por un lado me podía salvar, por el otro me podía envenenar y debilitar.

Para ayudar y fortalecer de nuevo mi cuerpo seleccioné la medicina china, los masajes y la acupuntura. Estaba impresionada con esa visión integral de los seres humanos. Cuerpo y mente son vistos como una unidad. La enfermedad se produce cuando se perturba la energía de la vida y se altera el equilibrio. Cada emoción está asociada con un órgano: la ira con el hígado, la alegría con el corazón, la tristeza con los pulmones, las preocupaciones con el bazo, el miedo con los riñones… Mediante la estimulación de ciertos puntos en los meridianos –los caminos de energía que fluyen a través de todo el cuerpo– se puede restablecer el equilibrio. Los síntomas desaparecen y el organismo recupera su salud.

Estos tratamientos me hacían consciente de mi bloqueo y de mis emociones parcialmente reprimidas durante años, y una vez más me incliné por mis antecedentes familiares y por las cosas que nunca se abordaron: siempre me sentí "diferente" con mi familia, que nunca pudo entender en realidad cómo podía vivir tan lejos de la estabilidad y la seguridad material. No tengo hijos (siempre me sentí culpable), he vivido con varios hombres, me interesan poco las propiedades y los terrenos, me he mudado muchas veces y, en el último momento, rechacé la oferta de un nombramiento a término indefinido que me daría seguridad de por vida y me trasladé a un pueblo vinícola del sur de Francia sin tener un trabajo.

Para mí era difícil aceptar mi otredad. Por un lado me sentía libre e independiente –como un ciudadano del mundo– y, por el otro, tenía la impresión de traicionar mis raíces. ¿Qué identidad tenía en este mundo? ¿Quién era yo lejos de mi país, sin mi clan, mi familia, sin identificación personal, solo con derechos restringidos a votación en esta gran obra europea porque no vivía más en Alemania? La mitad de un ciudadano del mundo.

Al igual que mi madre en su época, yo también sufrí algún tipo de desarraigo, que yo misma causé. No fue fácil arreglármelas para ubicarme en mi lugar, el que he encontrado, anclarme a la tierra y confiar en el terreno donde me encuentro. Tenía ante mí una gran labor.

Comencé a arrancar la maleza. ¿Qué necesitaba en mi vida?, ¿qué me dolía y qué me había envenenado?, ¿qué se había convertido en algo innecesario? Me separé de la sensación de ser la responsable de mi enfermedad. Bueno, estuve fumando durante años, me expuse a la contaminación de las grandes ciudades, pude comer de manera más saludable, beber menos aperitivos y practicar más deporte. Pero no podía cambiar mi pasado ni volver el tiempo atrás.

¿Debía permanecer exclusivamente en el autorreproche y el lamento? No, no se trataba de eso, de encontrar un culpable; la enfermedad no es un castigo que se merece por alguna razón. No se trata de culpabilidad sino de responsabilidad, una cosa no tiene nada qué ver con la otra. La culpa paraliza, la responsabilidad da fuerzas. Si era la responsable de que mi cuerpo estuviera fuera de equilibrio y de que se hubiera formado ese tumor, también debía estar en capacidad de recuperar el equilibrio y volver a estar sana.

Me tomé mi tiempo para informarme sobre qué se podía hacer para curar el cáncer. Internet es una fantástica herramienta para obtener dicha información, pero básicamente me sentía más perdida y desconcertada después de mi investigación. Esto más bien me producía miedo, ensayar por este medio y no por el otro, haber pensado en este y no en aquel. Todo podía funcionar –si se creía en ello–.

Empecé a leer no directamente sobre el cáncer sino acerca de trastornos de salud en general, los aspectos psicológicos de la enfermedad, la medicina epigenética y la medicina cuántica, la visualización y la meditación. Suspendí la búsqueda de la solución en mi exterior y decidí que desde ese momento miraría hacia mi interior. Comencé a entender que la curación tiene que ver menos con lo que **hacemos** y más con lo que **somos**.

Metodología para activar las fuerzas de autocuración

Cada cuerpo tiene el potencial de curarse a sí mismo.

C. G. Jung

Mi manera de ser se vería afectada en adelante por lo que me sucedía. Quería participar activamente en mi curación e interesarme en la medicina energética y en el autopotencial de curación de las personas. Permití el trabajo simultáneo de diferentes terapeutas energéticos experimentados, puesto que la identificación de las causas no siempre es suficiente para sanar las heridas. La exploración de nuestro mundo interior y de lo que en realidad somos va mucho más allá. De esta forma mi enfermedad era una invitación para cambiar.

Mi voluntad tenía aquí poco poder. La mayoría de las personas quieren vivir felices, saludables y en paz, pero si damos un vistazo rápido vemos que el mundo no funciona de esa manera. "Quiero cambiar algo en mi vida, debo cambiar algo en mi vida, puedo cambiar algo en mi vida" –verbos… verbos que expresan un *sí, pero…* tenían poco efecto en mi realidad–. Voltaire dijo una vez: "He decidido ser feliz porque eso es bueno para la salud". Se trataba de **decidir** que iba a estar bien. Siempre tenemos la oportunidad.

Muchas veces les he dicho a mis estudiantes que deben fingir sin hacer muchas preguntas; actuar como si fueran españoles o franceses y hablar como ellos, sin preguntar ¿puedo hacer eso?, ¿cometeré muchos errores?, ¿estoy haciendo el ridículo? Se aprende a nadar, nadando; a hablar un idioma extranjero, hablando, y a estar bien, permitiéndose estar bien. Tampoco necesitaba esperar o tener la esperanza de estar saludable, lo podía elegir.

A partir de ese momento asumí mi cuerpo como una expresión de mis verdaderos pensamientos y sentimientos. Es la mente la que crea la materia. No existe nada que no haya existido primero como un pensamiento. Esto significa que mi cuerpo se comportaba de acuerdo con la información que yo le transmitía.

La suposición de que el cuerpo físico es creado por la mente se remonta a tiempos antiguos y constituye la base del pensamiento humanista. La medicina griega ya se había ocupado de la relación entre el *soma* y la *psique*, el cuerpo y la mente, y de la unidad psicosomática de todos los seres vivos. Durante milenios el hombre ha sabido que no puede curar el cuerpo sin el alma. Durante milenios la ciencia se ha interesado en la interacción entre la mente humana y sus efectos sobre el organismo:

- A finales del siglo XVIII el médico y químico alemán **Samuel Hahnemann** descubrió que las plantas pueden causar síntomas que coinciden con los de algunas enfermedades. De esta apreciación nació la homeopatía. Se remonta a la suposición de Hipócrates de que cada organismo tiene el potencial de su propia curación. Se puede curar a sí mismo.

- A principios del siglo XX el médico y psicólogo alemán **Georg Groddeck**, un contemporáneo de Freud, determinó la influencia del subconsciente en el proceso de curación de los trastornos físicos. El desencadenante de la enfermedad es una fuerza desconocida, el "ello". En su libro *El libro del ello* escribió que la enfermedad constituye el rescate de un peligro.

- Como Groddeck, el psiquiatra y psicólogo suizo **Carl Gustav Jung** también creía que la función de la enfermedad es curarnos de nuestros conflictos y nuestra resistencia al cambio. Todo lo que no hacemos deliberadamente, ocurre por cosas del destino.

- El médico y bacteriólogo inglés **Edward Bach** vio la enfermedad como la expresión de un desequilibrio del organismo. Con sus 39 diferentes esencias florales llevó los estados de ánimo negativos de nuevo al equilibrio.

- El endocrinólogo alemán **Hans Selye** fue uno de los primeros en explorar el efecto del estrés sobre el organismo. Descubrió que cuando el cerebro se encuentra en peligro o experimenta un choque físico o mental, se producen ciertas hormonas que aceleran el ritmo cardíaco, se contraen el estómago y los intestinos y por esta razón se altera la digestión.

- A comienzos de los años 1950 el psicólogo estadounidense especializado en los tipos de personalidad, **Lawrence LeShan,** investigó por qué algunas personas forman tumores y otras no. Planteó como hipótesis que podría haber una relación entre el cáncer y la personalidad. Señaló cómo personas que están expuestas a los mismos factores de riesgo reaccionan de manera muy diferente. LeShan había descubierto los paralelismos: sus pacientes que desarrollaron cáncer generalmente no eran capaces de expresar emociones como la ira y la tristeza. Muchos de los que tenían poca confianza en sí mismos podían ser fuertes frente a otros riesgos.

- **Carl y Stephanie Simonton**, investigadores del cáncer y psicólogos, también estaban interesados en las causas psicológicas del cáncer. Observaron que una actitud positiva favorece muchísimo la curación.

- El controvertido médico alemán **Ryke Geerd Hamer** descubrió que el cáncer siempre involucra entre sus posibles causas un choque emocional. La patología puede desarrollarse si este choque es dramático, si la persona afectada no habla de ello y trata de enfrentar sola el conflicto. El cáncer se cura cuando se resuelve él mismo.

- En Francia, el cirujano y farmacólogo **Henri Laborit**, nominado al Premio Nobel de Medicina, pudo demostrar que la enfermedad es el resultado de un conflicto psicológico. En su trabajo señaló que los esquizofrénicos, por ser personas socialmente aisladas, son mucho menos susceptibles a enfermedades infecciosas, pero sí al cáncer y a los trastornos psicosomáticos. A todos nos afecta de modo inconsciente el entorno donde vivimos.

- En 1985, el médico francés **Michel Moirot** postuló que todas las enfermedades orgánicas tienen un origen psicosomático.

- El médico **Henri Pradel** descubrió que hay personas particularmente sensibles a los cánceres que proyectan sus propios síntomas en otra persona o cosa. Desaparecidos estos se podría disparar la patología.

- El psicólogo **Marc Fréchet** desarrolló el concepto de *Cycles Biológiques Cellulaires Mémorisés* (CBCM), según el cual importantes acontecimientos positivos o negativos de nuestras vidas se instalan con su correspondiente sensación en nuestro subconsciente y en la memoria de nuestras células. En el curso de la vida estos traumas siempre se reactivan de modo cíclico. Si se es consciente de ello la enfermedad se puede curar. Desde el momento en que se detecta la reactivación de estos ciclos con las sensaciones correspondientes, el cuerpo y el espíritu pueden recuperar la salud.

- El médico **Claude Sabbah** se inspiró en el trabajo de Marc Fréchet. Observó que el cerebro funciona como un reloj biológico. Los mismos conflictos que experimentamos al principio de nuestra existencia se reproducen periódicamente. Este fenómeno se llama *Cycle Cellulaire Mémorisés*. Sabbah enfatizó en que no es la esperanza lo que cura sino la seguridad absoluta.

- La psicóloga y psicoterapeuta **Anne Ancelin Schützenberger** mostró en su trabajo cómo estamos ligados a las generaciones anteriores. Las enfermedades o los accidentes los puede causar un miembro de la familia de una generación anterior que no haya resuelto sus conflictos. Aquello que no se resuelve en una generación se traslada a la siguiente. Mientras los síntomas correspondientes pertenezcan a los secretos de familia, y no se escuchen ni resuelvan, se pueden presentar de nuevo.

- Para el psicoterapeuta **Christian Flèche**, al ser humano lo controla el subconsciente biológico. Él ve la enfermedad como un intento de la naturaleza por solucionar un conflicto. De acuerdo con el principio de la decodificación biológica, el organismo animado es una realidad biológica y no psicológica. Cada una de las células del cuerpo es controlada por el cerebro. El cerebro a su vez es controlado por nuestros pensamientos conscientes o inconscientes. Por lo tanto, todas nuestras enfermedades están relacionadas con nuestros pensamientos y emociones. Flèche también considera que un choque emocional es el factor desencadenante de un síntoma. Un choque que se pueda manifestar patológicamente está sujeto a cinco criterios: se debe presentar en forma dramática, conflictiva e inesperada, no estar relacionado con otros eventos y no tener una solución permanente.

- Según el terapeuta **Jean-Philippe Brébion**, creador del concepto de la bioanalogía, todas las enfermedades tienen un significado oculto. El cuerpo manifiesta a través de patologías los conflictos que no podemos resolver en el transcurso de nuestra vida. La enfermedad puede ser, en sí misma, la clave para nuestra salud. Para solucionar un problema o un conflicto, nuestro cerebro tiene cuatro opciones: agregar, reducir o aumentar masa y reducir el ritmo. Lo que puede hacer el cerebro en una dirección también lo puede hacer en la otra; cada uno de los síntomas es biológicamente reparable. Desde el momento en que se manifiesta con claridad una relación entre el conflicto y el síntoma, es posible expresar que el síntoma puede desaparecer, y el organismo, su vez, recuperar su salud. Si no tomamos conciencia de esto es imposible tener una curación permanente. El síntoma regresará tan pronto como se repita el conflicto correspondiente.

- El médico e inmunólogo **Jacques Benveniste** descubrió con su trabajo sobre la *memoria del agua* que los campos magnéticos influyen sobre las funciones biológicas. Tal como lo sospechaba, las moléculas se comunican entre sí a través de señales electromagnéticas. El médico y Premio Nobel de Medicina **Luc Montagnier** confirmó que la biología molecular había llegado a su límite; descubrió en sus trabajos fenómenos que bien pueden explicar las teorías de Benveniste.

Estos resultados significaron, en relación con la enfermedad, que yo tenía la principal responsabilidad en mi proceso de curación. Confiaba en la experiencia que había ganado en el transcurso de mi vida. Mi trabajo para activar mi poder de autocuración incluyó los siguientes aspectos:

- **Respiración consciente, relajación y poder de decisión:** practiqué el entrenamiento autógeno, una técnica de relajación que puede producir una sensación de pesadez y calor en el cuerpo y aumentar su bienestar. Esta técnica me ayudó en años anteriores a dejar de fumar. Ya había hecho algunos intentos antes. Cada vez que volvía a fumar tenía sentimientos de culpa pero me di cuenta de que esta era una forma de dejar de hacerlo. Al final, simplemente dejé de fumar. No quería dejar de fumar, y tampoco intenté hacerlo. Solo sucedió como si hubiera accionado una palanca.

- **Acción y confianza:** trabajo desde hace años con elementos de la sugestopedia, método creado por el psicólogo búlgaro **Georgi Lozanov** que involucra a la persona, como un todo, en el proceso de aprendizaje. Las clases se imparten en un ambiente relajado, auténtico y de acuerdo con contenidos específicos. A los estudiantes se les da confianza en su propio potencial, circunstancia que los lleva a obtener sorprendentes resultados en el aprendizaje. La sugestopedia involucra todos los sentidos en el proceso de aprendizaje y tiene como objetivo combinar las dos mitades del cerebro, el lado intuitivo y el analítico. El aprendizaje se presenta por medio de la acción: aprender haciendo.

- **Visualización, meditación y curación mediante la conversación con uno mismo**: durante mi tratamiento de quimioterapia y radioterapia pensé en imágenes y palabras de curación. Me imaginé, por ejemplo, cómo se disolvían completamente las células cancerosas y repetí como un mantra: "Tomo lo que cura y rechazo todo lo demás".

  Mientras me hacían la radioterapia, un sanador espiritual impidió que se me quemara la piel. Todas las mañanas después de la irradiación tuve una cita a distancia con él, durante siete semanas. Simultáneamente me imaginé cómo desaparecía el fuego. En ese momento descubrí la meditación. Para relajarme hice ejercicios de respiración antes de las reuniones.

Mi enfermedad sacó a la luz conflictos antiguos, reprimidos; me ayudó a estar en paz conmigo y con los demás, así como a poner las cosas en su lugar. Ella me acercó de momento a mi mayor rival: la amiga que había perdido en los brazos de mi primer marido.

Después de un largo tiempo sin saber de ella, el día en que me diagnosticaron cáncer me enteré de que también ella lo padecía y de que la habían tratado en el mismo hospital y el mismo oncólogo. Nos encontramos de nuevo y compartimos juntas los últimos meses de su vida. Nunca he visto a alguien despojarse de modo tan vertical y valiente de todo lo innecesario y artificial para convertirse en un ser de luz. La confianza con la que ella se rindió ante mí, me tocó de forma profunda.

La muerte siempre estuvo presente durante mi enfermedad y permanece allí, pero en última instancia esta experiencia me ha ofrecido los momentos más equilibrados y felices que he experimentado en toda mi vida. ¿Cuántas personas enfrentan una grave enfermedad y como yo viven hoy de manera más intensa y consciente? Como nunca antes, pude observar la belleza de las cosas y valorar el significado de los demás en mi vida. Mis relaciones, incluso los encuentros fugaces, alcanzaron una dimensión más profunda.

Hoy ya siento que estoy curada aun cuando desde el punto de vista médico exista por muchos años la posibilidad de una recaída. No sé cómo se den las cosas, a veces regresan los temores, pero ahora los veo solo como visitantes y no los dejo vivir dentro mí. Yo sé lo que tengo qué hacer y a qué fuentes puedo recurrir para obtener de nuevo el equilibrio.

Me parece que se extiende una red entre el mar Mediterráneo, donde vivo, y el mar Báltico, donde están mis raíces. Esta red la conforman principalmente todos aquellos que viven lejos de mí y a través de los cuales he experimentado el poder del pensamiento. Desde que vivo en Francia he lamentado con frecuencia no poder estar presente en muchos momentos importantes de la vida en el norte. Cuando me enfermé, esta lejanía de repente ya no me pareció tan importante porque pude sentir su amor en los pensamientos que siempre me acompañaron. Así, estuve a la vez sola y protegida, separada y unida. En ningún momento y en ninguna situación sentí remordimientos. Es importante subrayar esto porque conozco a muchas personas que no hablan de su sufrimiento, porque no quieren que se les compadezca o ven su enfermedad como una debilidad y sienten vergüenza por eso. ¡La enfermedad no es una vergüenza y sí una gran experiencia! Se puede reír de ella y así mostrar dignidad.

Y si usted interrumpe aquí la lectura —obviamente espero que no lo haga—, entonces lo más importante que tengo para decirle es: hable de lo que le está sucediendo, ábrase, no soporte solo su sufrimiento. Y sobre todo: confíe en su cuerpo, ¡él es su mayor aliado!

La enfermedad:
Un camino hacia uno mismo

¿Qué es eso?

Son tonterías, dice la razón.
Es lo que es, dice el amor.
Es mala suerte, dice el cálculo.
No es más que dolor, dice el miedo.
Es inútil, dice el discernimiento.
Es lo que es, dice el amor.
Es ridículo, dice el orgullo.
Es imprudente, dice la precaución.
Es imposible, dice la experiencia.
Es lo que es, dice el amor.

Erich Fried

El tumor estaba ahí. Por un momento el tiempo se detuvo. Tanto tiempo para darme cuenta de que algo importante sucedió en mi vida. Supe que debía actuar con rapidez. Intenté protestar: ¿por qué yo?, ¿qué hice mal para merecer esto?, ¡en mi familia nadie lo tiene!, ¿por qué mi cuerpo me hace esto? Hasta ese momento tuve una relación bastante lejana con él. Me preocupé entonces por su apariencia, le apliqué cremas y perfumes, le di especial atención a la ropa, me molesté cuando no le gustó que yo hubiera tomado medicamentos y por esto los síntomas desaparecieron para luego volver igual que antes.

Después del trauma del diagnóstico todos pasamos por diferentes etapas: ¡no lo puedo creer, esto no puede ser, a mí no! Antes de que pudiera aceptar la enfermedad, con frecuencia la ira y la rebelión llegaron a ser muy grandes. La aceptación no indica que se está de acuerdo. Pero comoquiera que fuese, el tumor estaba ahí, era una realidad biológica. Yo no era una niña que creía que el lobo desaparecería al cerrar los ojos. Tenía la opción: soportar todos los tratamientos, incluso la ansiedad, buscar en otra parte, en algún lugar dentro de mi ser la esperanza de salir indemne una vez más. Pero aquí entró en juego mi mejor as, porque aunque me hubiera gustado dejar el control a una fuerza externa: la medicina, Dios, el destino, preferí hacer uso de mi coraje y ver qué pasaba.

El miedo desaparece cuando se le observa. Es imposible dominar algo confuso, nebuloso, porque lo alejamos de nosotros en todo momento. Para tener influencia sobre alguna cosa se debe saber qué se tiene que hacer. El psicólogo Léon Renard habla de domesticar el cáncer. Me gusta la expresión *domesticar* porque demuestra que existe una relación entre el cáncer y el enfermo. En la historia de Antoine de Saint-Exupéry, el zorro le explica al principito que realmente solo se conocen bien las cosas que se han domesticado y que se es responsable para siempre de ellas: "Tú eres el responsable de tu rosa".

¿Puedo comparar este terrible tumor con una hermosa rosa? ¿Y qué si este cáncer no ha llegado a atormentarme pero sí a decirme lo que desde hace mucho tiempo sufro y hasta ahora no he entendido? ¿Y si mi cuerpo está justo a punto de expresar lo que durante mucho tiempo se ha grabado en él?

El cáncer es un extraño en el propio cuerpo y se debe tener cuidado con él para que se vaya y no actúe de acuerdo con sus reglas y lo trastorne todo. Sin embargo, ¿no se le podría recibir como a un embajador en lugar de como a un enemigo? Incluso si se mira más de cerca tal vez se puede observar que acaba de entregar un mensaje. Se puede escuchar y luego acompañar al intruso a la salida con cortesía pero con firmeza.

Algo que es evidentemente "malo" en algo que a su vez es "bueno", contradice la visión dualista de nuestra sociedad. Creemos saber qué es bueno y qué no lo es, pero una cosa y su opuesto son solo en realidad las dos caras de una misma moneda. Una depende de la otra: sin la definición de fealdad no habría belleza, sin la frialdad no se podría hablar de calidez como tal y solo en la oscuridad puede brillar la luz de una vela. De esta manera, no se puede decir que la enfermedad va por un lado y la salud por el otro.

Cada segundo de nuestra vida nuestro cuerpo crea células nuevas y elimina las viejas, cambia permanentemente. En el transcurso de siete años todas las células de nuestro cuerpo se renuevan por completo. No hay nada permanente aparte de las neuronas, que las tenemos durante toda la vida y que a diario mueren por miles. La vida es movimiento, cambio. ¡El estado de salud o de enfermedad no existe!

He escuchado con frecuencia expresiones como "vencer el cáncer", "luchar contra el cáncer", entre otras. Si el cuerpo se debilita por una enfermedad o por un tratamiento agresivo, necesita un tratamiento amoroso y suave para recuperar las fuerzas. ¡Con una declaración de guerra no se pueden restaurar el equilibrio y la armonía del cuerpo!

En su ensayo *La enfermedad y sus metáforas*, Susan Sontag describe cómo en el tratamiento del cáncer la medicina utiliza un lenguaje marcial: denomina los tumores como malignos o agresivos y califica la enfermedad como traicionera. La psicoterapeuta Irene Agstner reseña en su libro *El cáncer y sus metáforas en la psicoterapia,* un enfoque teórico de la manera como los pacientes enfrentan generalmente a un enemigo. No pueden ver "solo" su enfermedad sino que la perciben como un enemigo que los quiere matar:

> El miedo se activa y se genera una espiral de violencia (y contraviolencia). Se habla de aniquilación, exterminio, erradicación, destrucción. De repente tengo el mal en mi interior y debo luchar contra él. Contra un enemigo que es abrumador, que viene en silencio y cae de repente sobre mí. Posteriormente –porque creo que no hay nada que yo pueda hacer– dejo luchar a los médicos. Disponen de mi cuerpo como un campo de batalla: la medicina moderna contra el cáncer.

Los médicos estadounidenses Reisfield y Wilson abordan críticamente las metáforas de guerra en el caso del cáncer y llaman la atención sobre sus peligros:

> Ellos sugieren que para ganar la guerra (para derrotar el cáncer) se requiere una especie de lucha suficientemente dura. (…) Lo limitado del arsenal y de los conocimientos sobre el enemigo crea

errores inevitables y perdedores. Pero perder en este contexto no se refiere al tratamiento sino al paciente.

La metáfora de la guerra puede ignorar que nosotros somos el "enemigo". Vamos a deponer las armas. Cambiemos la frase "las células cancerosas son malignas" por "las células cancerosas están enfermas". En esta historia no hay ningún enemigo ni tampoco una víctima, solo una realidad: un problema, o mejor, un proyecto. Cuanto más se luche contra él, más grande será. Para liberarse de él se le debe transformar. Para transformar algo se le debe aceptar, observar, oír. Eso significa asumir la responsabilidad. Cuando entiendo que soy el responsable de mi cuerpo y de mi enfermedad también entiendo que tengo el poder de curarme.

La enfermedad y la salud no existen fuera sino dentro del cuerpo, de la misma manera que el poder de curación está dentro de nosotros. La medicina occidental tradicional puede salvar vidas, aliviar el dolor y reparar; es de enorme importancia. Pero no va a la causa de las enfermedades y normalmente no puede garantizar resultados permanentes. La quimioterapia y la radioterapia producen buenos resultados en el corto plazo pero no en el largo, hoy no hay remedio que pueda curar el cáncer en realidad. Todos somos diferentes. Cada persona sigue su propio camino, cada persona sabe qué es lo mejor para ella. Muy a menudo nos hemos separado de este conocimiento.

¡Dejemos la enfermedad a nuestros aliados y escuchemos nuestro cuerpo, que nos recuerda que debemos cuidar de él! Desde que conocemos la causa real y profunda de la enfermedad, el síntoma pierde su significado y puede desaparecer. Solo de esta manera, igual que todas las otras enfermedades, se puede curar definitivamente.

¿Qué se debe cambiar?

> *Entonces todo se debe desintegrar en nada si se quiere preservar su existencia.*
> Johann Wolfgang von Goethe

En mi vida cotidiana y en lo que a mí se refiere, dedico tiempo principalmente a la ejecución de las tareas y no a escuchar mi voz interior: *deje de correr por la vida y préstele atención a lo esencial.*

Lo aplazo para más tarde, para una fecha posterior, para cuando haya terminado esto o aquello, pero nunca estoy disponible para hacerlo. Mi vida nunca será tan organizada como un armario con ropa doblada y limpia. Siempre habrá desórdenes y obras en construcción. Todos necesitamos trabajar con el fin de ganar dinero para la vivienda, la alimentación, el vestuario, el cuidado de otras personas, pero, con la mano en el corazón, ¿no pasamos mucho tiempo tratando de mantener nuestra imagen para que sea aun más grande, más hermosa, más poderosa? ¿Nos hemos convertido en buenos consumidores? ¿Se vive para eso?

La enfermedad lo desordena todo. Observamos que la estabilidad y la seguridad que hemos creído tener hasta ahora ya no existen. La vida puede terminar en cualquier instante y entonces todo lo que hemos acumulado ya no tiene ningún valor. En algún momento nos vamos de ella tan desnudos e indefensos como llegamos. La enfermedad nos muestra qué tan pequeños somos, polvo de estrella, un grano de arena en el desierto. Nos hemos inflado como la rana de la fábula para crear la ilusión de que somos grandes y poderosos. Se construye una vida como banquero, artista, secretario, ministro, madre, panadero… pero ¿quién se es aparte de estas etiquetas? Nuestras máscaras nos protegen, por un lado, y nos asfixian, por otro. Con la enfermedad se pueden caer las máscaras y, finalmente, aparece la persona verdadera, única e incomparable. Se sigue siendo un grano de arena en el desierto pero uno que existe una única vez.

El pensamiento más doloroso probablemente no sea la perspectiva de la muerte, sino el miedo de no haber vivido en realidad las cosas esenciales y haber desperdiciado el tiempo. Quienes viven en armonía consigo mismos se pueden ir sin lamentarse y con el corazón liviano. Debemos conocernos, saber quiénes somos: ¿a qué aspiro?, ¿cuáles son mis dones?, ¿qué me hace especial? Cada uno de nosotros tiene, además de un código genético único, características y talentos especiales. Vivimos para descubrirlos.

La enfermedad puede ayudarnos a estar más cerca de nosotros mismos, a conocernos a nosotros mismos. Para conseguir esto debemos hacernos estas preguntas y dejar a un lado nuestra terquedad y nuestras convicciones anteriores, porque la enfermedad nos muestra que obviamente hay algo que está mal. El cuerpo que está fuera de equilibrio pide un cambio. ¿Qué lo sacó de equilibrio?, ¿un virus?, ¿los genes?, ¿un accidente?, ¿nuestro estilo de vida?, ¿todo esto a la vez? De verdad no importa porque depende de cuánto podamos nosotros influir, ¡aquí, ahora, en este momento! En lo único que podemos influir es en nuestra manera de vivir: nuestra alimentación, nuestro entorno, nuestros contactos, nuestro trabajo, nuestras actividades, nuestra manera de ver las cosas, de actuar y de ser en el mundo.

Tenemos la oportunidad. Le podemos dejar esta responsabilidad a la medicina y, así, permitir que nos traten; la alternativa es participar activamente en nuestra curación. Lo que distingue a los seres humanos de todos los demás seres vivos en la Tierra, es su capacidad de tomar decisiones de manera consciente. Tenemos la opción de cambiar algo si queremos hacerlo. Para cambiar algo hay que atreverse a autocuestionarse. En especial, hay que dejar el orgullo. El orgullo de saberlo todo y estar en lo cierto. El orgullo de ser fuertes y autosuficientes para controlarlo todo, para ser insustituibles.

Para poder deshacerse conscientemente de algo es necesario mirarlo, aceptar que está ahí y permitir que se marche como una nube en el cielo. Para poder cambiar se tiene que dejar ir. Entregarse. No en el sentido de la sumisión o el fatalismo sino en el sentido de disfrutar la vida, de confiar en ella. Se puede entender y permitir que se vaya.

La liberación no tiene nada qué ver con la acción pero sí con el ser. Estar presente aquí y ahora. La vida se encarga de lo demás. Mostrará el camino y esto redundará en bienestar, porque la vida siempre tiene por objetivo la luz.

Percibir y reconocer las emociones

Lo que conscientemente no te afecta, te sucede como destino.

C. G. Jung

A lo largo de la vida, todos nosotros hemos aprendido a desconfiar de nuestros sentimientos y a suprimirlos casi por completo. De niños seguimos el modelo de nuestros padres, que nos educan en el marco de sus posibilidades. Las experiencias que nos transmiten son para nosotros el modelo a seguir, pero con sus cuidados también recibimos sus bloqueos, sus temores y sus heridas. Sumados a las historias de la familia en varias generaciones vienen sus secretos y su sufrimiento silencioso. Nosotros no venimos a este mundo como una *tabula rasa*, sino que estamos influenciados por los recuerdos de la familia. La psicóloga Anne Ancelin Schützenberger dice, en términos de Jung, que lo que una generación no soluciona se lo pasa a la siguiente. Todo lo que no se manifiesta externamente se graba en el interior. Heredamos de nuestros padres y de nuestros abuelos una memoria colectiva que se reactiva una y otra vez dentro de nosotros, hasta cuando nos damos cuenta de ello.

Durante nuestros primeros años de vida le damos sentido a todo lo que experimentamos y poco a poco vamos creando nuestras propias reglas. Este sentido es completamente arbitrario y se basa siempre en la experiencia. Esta situación se repite muchas veces hasta que empezamos a generalizar nuestras experiencias. Lo anterior crea patrones de comportamiento. Como adultos creemos que vemos la realidad tal como es, pero la interpretamos según los patrones establecidos en nuestra infancia, nuestras experiencias y nuestro correspondiente estado de ánimo. Como en la alegoría de la caverna de Platón, establecemos un filtro entre nosotros y el mundo y por esto no vemos las cosas en sí mismas sino de acuerdo con la interpretación que les damos. Sin que nos demos cuenta estamos condicionados por los patrones del entorno en el que crecimos.

Conforme a estas circunstancias, con frecuencia no confiamos en nuestros sentimientos. Estos son la expresión más auténtica de nosotros mismos. Todos los demás sentidos nos pueden engañar con facilidad pero no lo que sentimos profundamente. Aun cuando a menudo nuestros sentimientos son muy lejanos, nuestros cuerpos no se dejan engañar: resequedad de la garganta, sudor frío, aumento de temperatura, tensión, dolor de cabeza, etcétera, son síntomas claros de que hay algo mal. Nuestro lenguaje está lleno de indicios de "dónde nos aprieta el zapato" y algunas partes de nuestro cuerpo también se involucran: "me parto la espalda trabajando", "no confío en mis ojos", "siempre se toma todo a pecho", "no me dieron más las piernas", "le debo poner el pecho a la situación"…

Durante una conversación descubrimos mucho sobre nosotros mismos. El otro refleja lo que no he solucionado. Sin él no me reconocería a mí mismo, es más: yo no existiría ni en sentido biológico ni filosófico. Una vieja imagen muestra una representación del infierno en donde dos personas están atadas espalda con espalda. Este sufrimiento es el más profundo de las personas: la no-relación, la no-percepción.

Jean-Paul Sartre escribió en su obra de teatro *A puerta cerrada* que los demás son la razón de nuestra existencia. Sin ellos no somos nada. Los otros son mi espejo y a través de ellos me descubro a mí mismo. Su papel no es hacernos difícil la vida, a pesar de que lo pensemos en algunas ocasiones, pero de hecho nos ayudan a tomar conciencia de ella. Así como no existe vida sin intercambio no podría haber desarrollo sin relaciones con los demás.

La mayoría de nuestros conflictos internos se presentan porque no nos atrevemos a mirarnos como realmente somos. Mi enfermedad me llevó a pensar que había construido una confianza externa en apariencia fuerte, segura de mí misma e independiente, pero soy mucho más frágil e insegura de lo que aparento. Tengo dificultades para aceptar este lado mío. A regañadientes puedo aceptar algo de los demás porque creo que entonces quedo en deuda con ellos. Me siento con frecuencia responsable de todo y de todos o incluso culpable y, en lugar de defender mi posición, en silencio permito mi sufrimiento y en solitario trato de hacerle frente a la situación. No quiero avergonzarme ni que nadie perciba mi vulnerabilidad y mi impotencia.

No les indico a los demás cómo me pueden ayudar y con frecuencia les impido acercarse. Se presentan conflictos con familiares cercanos dispuestos a ayudarme; las relaciones familiares son a menudo complejas pero también muy valiosas. Nos muestran qué debemos solucionar en la vida, y allí, donde más duele, es donde nuestro mayor tesoro está escondido: en nosotros mismos.

Liberación de los sentimientos

El espíritu encuentra en el silencio su paz natural.

Sogyal Rimpoché

Difícilmente se duda hoy de que los factores psicológicos causan la mayoría de las enfermedades. Como se sabe, la aparición del cáncer se favorece con las emociones reprimidas durante muchos años, que actúan en el subconsciente: la ira, el resentimiento, la tristeza, la culpa, la confusión, el sentimiento de fracaso. Algunos estudios muestran que a menudo los pacientes con cáncer se manifiestan muy sensibles, atentos y dedicados a otras personas. Esconden sus sentimientos detrás de una máscara de dulzura y anteponen sus necesidades a las de los demás. En sentido figurado, descuidan sus células sanas, que representan su identidad, y las reemplazan con células extrañas, porque asumen el bienestar de los demás como propio.

Debemos aprender nuevamente a reconocer y a aceptar nuestros sentimientos, a expresarlos y a confiar en ellos, libres de la influencia de los demás, de las reglas estrictas y tabúes, porque las emociones reprimidas se graban en la memoria de nuestro cuerpo. Si algo nos duele, debemos expresarlo tan rápido como sea posible. Normalmente no es fácil decir lo que sentimos porque nos inclinamos mucho más por culpar a los demás: *Tú tienes...* en lugar de decir *Me siento…*

Las heridas antiguas que no se pudieron exteriorizar en su momento se deben vivir nuevamente, soportando la dolorosa situación y el sentimiento correspondiente. Es la única manera de liberarse de la presión de los patrones negativos. ¡Mientras no se hable de los sentimientos dolorosos no se puede estar sano! Las personas que no hablan de sus problemas, porque "los quieren enfrentar solas" o porque "no quieren molestar a los demás", se enferman. No es la situación ni el evento lo que produce la enfermedad sino la interpretación que le damos.

No es posible curarse solo de una herida grave, para esto necesitamos del diálogo con los demás. Somos lo que decimos y con la palabra podemos liberarnos del dolor, del sufrimiento y también de las manifestaciones de la enfermedad. El psicólogo Christian

Flèche describió el proceso de curación con una imagen: el síntoma de una enfermedad es como un cubo de hielo. Cuando se habla de los sentimientos de dolor, se funde el hielo y se convierte en agua. Pero el agua puede rápidamente congelarse de nuevo y formar un cubo de hielo (un síntoma). Si alguien ha vivido una situación dolorosa con el sentimiento correspondiente y, por ejemplo, llora, el agua se convierte en vapor. En este estado es más difícil que vuelva a ser hielo. Si se calienta más el vapor –por ejemplo, en una terapia– este se disuelve por completo. La causa se cura, los síntomas pueden desaparecer de forma permanente.

Sin embargo, expresar los sentimientos no significa cultivarlos. Permitirles correr como caballos salvajes demanda una gran cantidad de energía. En vez de conseguir lo deseado herirán a los demás. Se trata de realizar un sutil acto de equilibrismo donde percibimos nuestros sentimientos pero no nos dejamos llevar por ellos. Para esto debe aprender a ser su propio observador: mire sus propias heridas sin juzgarlas y sin contar la historia que las ha causado. Véalas con una mirada benévola, como si observara jugar a sus hijos, para que logre distanciarse de ellas y pueda desterrar los sentimientos de dolor con el tiempo.

En la meditación *vipassana* o meditación de atención plena, por ejemplo, se toma deliberadamente la posición de un observador. Esto no tiene como objetivo ser indiferente, sino recordar la naturaleza profunda, pacífica y tranquila que habita en cada uno de nosotros. Entonces, entremos en contacto con nuestros sentimientos y entendamos que no representan la realidad: ¡nosotros no somos nuestros sentimientos! Nada es permanente, todo fluye más allá.

El pecho de la mujer: símbolo de dar y de recibir

Finalmente todo es hablar.
Françoise Dolto

El hecho de que cada vez más mujeres desarrollen cáncer de mama en nuestra sociedad no se explica solo por herencia, contaminación ambiental o consumo de determinados productos. El papel de la mujer en la sociedad occidental actual contribuye significativamente a esto. La conciliación de la vida laboral con la familiar y las innumerables necesidades físicas y estéticas la llevan a una especie de estrés permanente. Tenemos altas expectativas sobre nosotras mismas y a cualquier precio queremos mantener la imagen de las mujeres que creemos que debemos ser para que nos reconozcan en la sociedad: cultas, atractivas, maternales, exitosas, colaboradoras, tranquilas, con buen gusto, delgadas, experimentadas, seductoras, inteligentes, atléticas, amantes de los viajes, amistosas, creativas, cumplidoras…

Nuestras reivindicaciones son tan enormes como nuestros sentimientos de culpa si no cumplimos con ellas. Como hijas bien educadas del patriarcado, organizamos nuestras vidas de acuerdo con las virtudes de eficiencia y rentabilidad que nos transmitieron y creemos que es egoísta preocuparnos solo por eso sin ser más bellas y saludables, por lo tanto, más productivas. El mercado está lleno de ofertas para llevar una vida libre de estrés, con mejor manejo del tiempo, conciliación entre el trabajo y la familia, lejos del agotamiento físico y emocional… se gastan enormes sumas de dinero en reflexionar sobre las pequeñas cosas de la vida pero en cambio no se hace nada con las fundamentales. Somos ante todo buenas consumidoras y corremos detrás del tiempo. Nuestra sociedad mantiene sus raíces en el *tener* y el *hacer*.

El cáncer de mama tiene algo qué ver con quiénes somos y no con lo que hacemos. Ya en el siglo XIX se descubrieron paralelismos entre el cáncer de mama y la soledad, la preocupación y la ira. Las mujeres que sufren de este cáncer a menudo tienen problemas para expresar sus sentimientos y especialmente su cólera. Les resulta difícil aceptar ayuda y tienden a querer resolver sus problemas por sí solas.

El pecho está situado cerca del corazón y es el centro de las emociones. Simboliza nuestra manera de dar y de alimentar: a nuestros hijos, a nuestras relaciones en general, a nuestros proyectos e ideas. Que los tumores se desarrollen en esta parte del cuerpo significa la existencia de un conflicto interno: queremos dar más, alimentar más, pero no tenemos éxito. El resultado es un estrés permanente. Si no encontramos una solución para este estrés, se forma un conflicto. Los conflictos se convierten en sentimientos de culpa. Para resolver el problema el cerebro busca, es su trabajo, la mejor solución. Y de acuerdo con las leyes de la analogía orgánica esta es producir más masa para poder dar más. Esto puede formar un tumor.

Por supuesto que siempre se pueden reunir varios factores, lo que contribuye a la aparición de una patología; sin embargo, con nuestro comportamiento podemos influir directamente en las funciones de nuestro cuerpo y por tanto en nuestra salud. Debemos ser conscientes de nuestros conflictos internos y buscar la manera de resolverlos. El cuerpo nos envía un mensaje: que nos hemos olvidado de nosotras mismas. Vivimos un conflicto en nuestro "nido", nuestro hogar. Para solucionarlo debemos cambiar nuestra relación con nosotras mismas, dejar de alimentar y satisfacer a los demás –hacerlo solo con nosotras–.

Al final, detrás de todo esto no hay una bondad generosa sino especialmente vanidad. Recuperarse y hacer todo por los demás sirve principalmente para tener una imagen de uno mismo y para desanimar a los demás. Siempre estarán en deuda conmigo mientras en secreto me siento orgullosa de mi papel desinteresado. El sacrificio por los demás no es virtud y sí orgullo.

La curación se puede dar cuando nos preocupamos por lo que somos. Todos tenemos características masculinas y femeninas dentro de nosotros. Ambas tienen su importancia y no guardan una relación jerárquica entre sí. Como muestra el creciente número de hombres con cáncer de próstata, en términos psicosociales el cáncer es una "enfermedad de la civilización". A la postre, es necesario que todos, hombres y mujeres, definamos nuestro lugar en la sociedad. Muchas mujeres tienen desarrollado su lado masculino, el yang, que las hace fuertes y lógicas, y descuidado su lado femenino, el yin, que las hace receptivas, intuitivas y afables. Para poder curar el cáncer de mama debemos encontrar un nuevo equilibrio. ¡Esto nos concierne a todas!

Por fortuna, el cáncer de mama es uno de los cánceres relativamente fáciles de tratar porque no afecta directamente ningún órgano vital. El problema es el riesgo de metástasis, que puede dañar principalmente los huesos, los pulmones, el cerebro y el páncreas. En ese caso la curación es más complicada. Si se piensa, como Hipócrates, que la enfermedad es la expresión del cuerpo para curarse de un sufrimiento, me parece importante percibir este llamado en la primera oportunidad y, por consiguiente, cambiar la vida.

Cada vez más mujeres se amputan los senos como profilaxis por temor al cáncer de mama. ¿Cómo expresa el cuerpo su dolor en este caso? ¿Sobre qué órgano va a hablar cuando los pechos ya no estén allí? ¿Corremos el riesgo de enfrentarnos a enfermedades mucho más complejas en el momento que queramos eliminar un síntoma potencial sin que les prestemos atención a las causas?

El cuerpo es energía

> *No hay materia sino una red de energías*
> *que fue dada a manera de espíritu inteligente.*
> Max Planck

Todo en la naturaleza es movimiento, ciclo, frecuencia. Antoine Lavoisier, el padre de la química moderna, demostró que en la naturaleza nada se destruye y nada se crea. Todo se reúne una y otra vez tomando una nueva forma. Desde Einstein y Schrödinger sabemos que la materia no existe tal como la percibimos. La materia es una forma de energía concentrada. Sabemos que la materia se puede transformar en energía, luego la materia es energía.

No estamos hechos de materia sólida sino de luz comprimida. Somos campos de energía que permanecen unidos debido a la información que llevamos dentro de nosotros. Un cuerpo que percibimos como fuerte es un cuerpo que lleva información fuerte dentro de sí mismo. Un cuerpo que percibimos como enfermo lleva información enfermiza en su interior y un cuerpo que percibimos como saludable lleva información saludable.

Sabemos por la neurociencia que la inteligencia se puede expresar como un pensamiento o una molécula. Un pensamiento desencadena una sucesión compleja de reacciones bioquímicas en el cuerpo. En su libro *Curación cuántica*, Deepak Chopra describe cómo los llamados neurotransmisores –mensajeros químicos que actúan en las células como moléculas de comunicación– transportan todo tipo de información desde el cerebro hasta los órganos y desde los órganos hasta el cerebro: emociones, deseos, recuerdos, intuiciones… que son la base material del pensamiento, el cual no existiría sin ellos. Por esta razón el cuerpo, lo material, no está a un lado y el espíritu, lo inmaterial, al otro. El cuerpo y el espíritu son mutuamente dependientes.

A través de nuestro pensamiento podemos influir en nuestro organismo. El conocimiento del poder creativo del pensamiento se encuentra ya en los Upanishads, textos filosóficos que se basan en el hinduismo:

> Eso que tú llamas "mundo", primero lo tienes que crear. Este mundo surge de tu mente, de tu imaginación, de tu voluntad y de tu amor. La persona que deja el mundo sin haber creado su propio mundo, ha tenido una vida inútil.

El conocimiento milenario de la humanidad está científicamente demostrado por los descubrimientos de la neurociencia y la física cuántica. Aquí la espiritualidad y la ciencia se dan la mano y luego, con el principio del filósofo René Descartes –Pienso, luego existo– experimentan una mejora significativa: Pienso, luego soy lo que pienso. ¡El hombre ya no demuestra su existencia a través de la duda sino por medio del poder de su mente!

La medicina basada en hechos se ha desarrollado en el mundo occidental a partir de números y estadísticas, conocimiento que se considera pequeño. Cada vez se critica más debido a que ofrece poco margen para la individualidad de cada ser humano. Cada vez son más los médicos, los investigadores y los pacientes que exigen una medicina que no diseccione el cuerpo en diversas patologías sino que lo observe y lo maneje como un todo. Se sabe que es importante la actitud del paciente respecto a la vida durante la recuperación. En la cirugía de hoy en día se hace todo lo posible para mantener intacto el cuerpo y evitar que el paciente se sienta enfermo cuando se mira al espejo. En oncología sabemos la importancia de la aceptación de la enfermedad y el riesgo de reprimirla.

Muchas clínicas y hospitales buscan más la parte humana y nadie duda del impacto positivo que tiene el optimismo en el proceso de curación. En psicología se sabe que una curación permanente solo puede provenir de los propios pacientes. Aún se debe mejorar mucho para que la medicina moderna reconozca también lo que las grandes culturas han sabido desde hace milenios: el hombre es una unidad indivisible de cuerpo y mente.

El cuerpo y la mente están en intercambio permanente. Todo lo que sucede en la mente afecta al cuerpo. El cuerpo tiene un tipo de inteligencia propio: ¡no olvida nada! La inteligencia está presente en todo el cuerpo, no solo en el cerebro; cada célula del cuerpo tiene su propio "cerebro" y es capaz de comunicarse con el resto del cuerpo. Las enfermedades no aparecen por accidente ni caen del cielo o comienzan fácilmente. Se desarrollan de acuerdo con leyes precisas. Cuando un tumor alcanza un tamaño con el que se hace visible es porque ya tiene algunos años.

El cáncer es el resultado de un desequilibrio entre mecanismos del crecimiento y la división celular. Una célula cancerosa es una célula que ha sido mal copiada durante la división celular y por lo tanto pierde su capacidad para comunicarse con su entorno. Esta célula produce de manera desorganizada más células con el mismo defecto. En otras palabras: ¡el cáncer es un trastorno de la comunicación de las células!

Durante mucho tiempo se creyó que el origen del cáncer era genético en primer lugar. Pero nuestros genes no se controlan principalmente por nuestra constitución genética, sino por el entorno material e inmaterial. Después de cincuenta años de investigación, la Sociedad Americana del Cáncer anunció que nuestro modo de vida –es decir, nuestro medio ambiente, nuestras relaciones con nosotros mismos y con los demás y nuestra actitud hacia la vida– es en especial el responsable del cáncer. Esto significa que podemos impactar nuestra biología directamente con la elección de nuestro estilo de vida y nuestra forma de pensar. ¡El ser humano utiliza estos resultados como cocreador de su vida!

El poder del pensamiento y la conversación con uno mismo

Somos lo que pensamos. Todo lo que somos nace de nuestros pensamientos, con nuestros pensamientos hacemos el mundo.
Buda

Tenemos la capacidad de moldear nuestras vidas según nuestras ideas. Por supuesto, es más fácil culpar de nuestro sufrimiento a los demás, al destino o al clima. Como dijo Einstein, nosotros utilizamos solo una fracción de nuestro potencial; exactamente dijo que ¡nuestro poder creativo está en nuestros pensamientos!

El cerebro humano no distingue entre lo real y lo virtual. Un trozo de limón en la boca y la idea de un trozo de limón en la boca tienen exactamente el mismo efecto: la estimulación del flujo salival. Ante la presencia de un perro furioso el cuerpo reacciona con sudoración y acelerando el ritmo cardíaco. La garganta se constriñe ante una palabra ofensiva, las lágrimas fluyen en una película con actores que en realidad no amamos. Todos los días experimentamos que solo con pensamientos se puede desencadenar una serie de reacciones bioquímicas en el cuerpo, y que nuestro pensamiento crea las realidades.

De esta manera un pensamiento desencadena una reacción en el organismo, un estímulo simbólico. El experimento que a finales del siglo XIX realizó Pavlov con perros lo demostró: el flujo salival se inicia con el sonido de una campana porque el perro lo asocia con la obtención de alimentos. Es válido decir que todo lo que los seres humanos percibimos son interpretaciones de nuestro cerebro a las que respondemos en consecuencia.

Dos relatos ilustran el efecto de la imaginación en nuestro organismo:

• Un hombre trabajaba en el patio de estacionamiento de una estación de trenes. Su labor consistía en controlar los vagones que se estacionaban al finalizar el día. Una noche, cuando estaba en el coche donde se guardaban los alimentos refrigerados, se le cerró la puerta. No la pudo abrir desde el interior. Sabía que era la última persona que permanecía en la estación y que no lo encontrarían sino hasta la mañana siguiente. Sabía que iba a morir de frío. A la mañana siguiente lo encontraron. Estaba muerto. El coche, sin embargo, ¡no se refrigeró! El hombre no murió debido a las bajas temperaturas ¡sino por creer que se iba a congelar!

• La otra historia tiene un resultado positivo: en un país donde normalmente no cae nieve, una niña la descubre por primera vez en la vida. Juega en el jardín y va detrás de los copos, corre por los prados, por el bosque y no vuelve a casa por la tarde.

Durante la noche la buscan desesperadamente sus padres, los vecinos y la Policía. A la mañana siguiente la encuentran viva. Había sobrevivido a pesar de la crudeza del clima porque no había relacionado la nieve con el frío, ya que no la conocía.

El cerebro no distingue entre una información que viene del exterior y otra que viene desde el interior. Puede interpretar una idea o un sueño como una realidad. En un experimento se le mostraron varios objetos a una persona y luego se le pidió que imaginara los mismos objetos sin verlos. Bajo el escáner cerebral se encontró que las imágenes eran ¡absolutamente idénticas en los dos casos! Para nuestro funcionamiento biológico no importa si solo se piensa en una cosa o si ella realmente está ocurriendo. Así funciona también el efecto placebo. Se simula una intervención médica o se administra un medicamento sin el principio activo y los pacientes muestran mejoría. Se produce efecto solo por el poder de la imaginación. Como sabemos hoy en día, el treinta por ciento del efecto de los medicamentos se basa en el efecto placebo o en el efecto nocebo contrario. Por tanto es importante si tomamos o no un medicamento o un tratamiento.

El cerebro responde a los símbolos. Estos pueden ser un objeto, una palabra escrita, una imagen o un sonido con lo que se asocia algo: un corazón simboliza el amor; una bandera, un país; una paloma, la paz; una estrella, una marca de automóviles... Vivimos en un mundo de símbolos. Causan distintas reacciones y, en consecuencia, nos permiten vibrar. Los deseamos, los solicitamos, nos afectan, los rechazamos o nos atraen. Todas las comunicaciones comerciales se basan en el principio de crear reacciones apropiadas por medio de símbolos. Del mismo modo, la palabra, bien sea hablada o escrita, es un símbolo. ¡Tiene una energía vibratoria que puede poner en marcha un proceso bioquímico en el cuerpo! Los estudios demuestran que una palabra ofensiva puede tener el mismo efecto que un alimento descompuesto. El lenguaje coloquial está lleno de alusiones a este fenómeno: "me cae como una patada en el estómago", "se me rebotó la bilis", "no lo puedo digerir".

¡Si una palabra puede desencadenar una reacción negativa fuerte, también tiene el poder de curar una herida! Ahora se sabe que el discurso o la actitud del médico tienen una influencia en el proceso de curación del paciente. Si el médico inspira confianza y seguridad el paciente se puede recuperar más fácilmente. Por el contrario, si el médico ve a sus pacientes como simples números o casos sin esperanza, la recuperación es mucho más difícil, porque el paciente requiere más energía para creer en su curación por sí mismo.

No solo las palabras que vienen del exterior nos influencian, sino que también podemos enviar información específica a nuestro organismo. Todo el mundo se comunica continuamente, de todas las formas, a su manera, con sí mismo; la autocomunicación es parte de nuestra vida cotidiana pero, por lo general, no somos conscientes de ella. También se puede establecer de manera deliberada la conversación con uno mismo y, por lo tanto, influir directamente en el funcionamiento del cuerpo.

El escritor Clemens Kuby llama la atención sobre la importancia que tiene la confianza en las palabras de curación:

La característica más importante del cerebro es crear su propia realidad. Pero más del noventa por ciento de la información debe provenir de su interior, y no del exterior, a través de los órganos de los sentidos. Para que esto se pueda llevar a cabo debe haber algo más. El cerebro tiene la capacidad de liberarse de los procesos neuronales que no tienen gran importancia.

Puesto que el cerebro toma la información en serio, no reconoce la ironía o el humor; la información que debe enviar a su propio cuerpo se tiene que formular de la manera más concreta posible. El mensaje que se transmite en forma de palabra o de imagen a una parte del cuerpo debe ser tan simple como sea posible, como si se le contara una historia a un niño de cuatro años. El mensaje debe ser corto y conciso.

El médico psiquiatra David Servan-Schreiber, quien dedicó su vida a la lucha contra el cáncer y quien contra todo pronóstico sobrevivió a su tumor cerebral durante veinte años, explica en un artículo de la revista *Psychologies*, cómo debe funcionar la conversación con uno mismo: se deben evitar las redacciones complejas y las palabras rebuscadas. Lo que pasa por sus sentidos –las imágenes, los sonidos y los olores– está en el mundo imaginario de su cuerpo y puede ejercer influencia sobre él. ¡Todo lo que se solicita se debe cumplir! Se deben evitar las negatividades porque en ese caso el cerebro nada puede hacer. Según el postulado del psicoterapeuta Paul Watzlawick todo comportamiento es una forma de comunicación. Como no existe un "no comportamiento" tampoco existe una "no comunicación".

Hay innumerables ejemplos que confirman la eficacia de la conversación dirigida a uno mismo. En un estudio realizado recientemente en Grecia sobre el entrenamiento deportivo de alto rendimiento, se demostró el impacto positivo de la autoconversación sobre la motivación.

En su práctica, David Servan-Schreiber trabajó específicamente con la imaginación de sus pacientes. Estos son algunos ejemplos:

La hemorragia se puede reducir durante las cirugías si el paciente imagina pequeños golpecitos con los que regula el flujo de sangre; los pacientes con enfermedades respiratorias se imaginan que limpian las vías respiratorias con una miniaspiradora y a las mujeres en trabajo de parto les ayuda imaginarse las contracciones como olas que llevan un buque a puerto.

El endocrinólogo Deepak Chopra nos informó el caso de un hombre desesperado, con cáncer de garganta, a quien los médicos le daban solo un cinco por ciento de probabilidad de supervivencia. Su radiólogo le propuso trabajar durante las radioterapias con imágenes interiores. Al hombre se le presentó un símbolo que no solo fortaleció su sistema inmune sino que destruyó las células cancerosas: una roca negra envuelta en nieve blanca. La nieve disuelve la roca (el tumor). ¡Pocas semanas más tarde el tumor desapareció realmente!

Todos los métodos de tratamiento energético se basan en el principio de enviar información al cuerpo para que este pueda resolver sus problemas por sí mismo.

Uno de los más antiguos es la medicina ayurvédica, que desde hace mucho tiempo conoce lo que confirman los resultados actuales: el hombre se crea a sí mismo desde su conciencia. Los antiguos decían *Mens sana in corpore sano*, lo que viene a ser válido en los dos sentidos: en un cuerpo sano habita una mente sana y es la mente la que puede hacer un cuerpo sano.

Los límites del pensamiento positivo

No es la voluntad lo que impulsa a la acción, sino la imaginación.

Émile Coué

El pensamiento positivo es un método ampliamente conocido y comercializado. El psicólogo y farmacéutico Émile Coué, precursor en Europa del método, lo empleó con sus pacientes a principios del siglo XX, siglo en el que se empezó a hablar de las afirmaciones positivas. Asumió que cada pensamiento se convierte en una realidad si está dentro del ámbito de lo posible. No es nuestra voluntad la que determina nuestra existencia sino nuestra imaginación. Coué logró resultados sorprendentes y contribuyó a la curación de un gran número de personas que padecían enfermedades graves.

El problema es que no es suficiente repetir "estoy sano y en buena forma", si no se está convencido de ello. No es suficiente *esperar* estar sano; es la firme convicción lo que lo *hace saludable*. Algunos estudios recientes demuestran los alcances del pensamiento positivo: Joanne Wood, profesora de Psicología en la Universidad de Waterloo, en Canadá, advierte que definitivamente la gente que se siente peor y tiene una autoimagen débil en realidad no cree en las sugerencias positivas. Duda, aun inconscientemente, de que puedan tener un resultado positivo. Los afectados pueden sentirse frustrados y culpables porque este método no funciona para ellos.

La enfermedad, el sufrimiento, el dolor, el infortunio y la injusticia existen como experiencia. No van a desaparecer si los ignoramos y tampoco la fórmula positiva más potente los puede sacar del camino. El subconsciente los tiene almacenados a todos y se presentan mucho más fuertes si actuamos como si no existieran.

Como se sabe hoy en día, nuestro consciente controla solo el cinco por ciento de nuestro comportamiento, ¡mientras que el subconsciente gobierna el noventa y cinco restante! El subconsciente es también mucho más poderoso en el suministro de información que el consciente, ya que este, la mayor parte del tiempo, se dedica a trabajar en cosas del pasado o hace planes para el futuro. Nuestro *ahora* está determinado principalmente por nuestro subconsciente. Por esta razón el objetivo es guiar la conciencia en el presente.

Para que pueda estar consciente en un momento dado debe haber silencio alrededor y debe relajarse. Se puede guiar por la respiración. Puede imaginarse, por ejemplo, cómo fluye esta por todo el cuerpo, la manera como se expande la pared abdominal al igual que un globo, mientras los hombros y el pecho se mantienen en calma. La atención se concentra en la exhalación. Los labios se separan como si fueran a apagar una vela. La persona se sienta o se acuesta y respira profunda y calmadamente. Los pensamientos del pasado fluyen, no se les puede retener, se les permite partir. Esto no requiere esfuerzo. Nada se obliga y tampoco nada se toma si, repetidamente, se aferra a la idea de que suceda. En algún momento se llega allí, donde todo está en silencio. No tiene nada qué hacer, solo estar, aquí y ahora.

En este momento, cuando se asume el control de la conciencia, esta ya no se ocupa del pasado o del futuro, sino solo del presente. Es entonces cuando las sugerencias y las afirmaciones despliegan todo su potencial.

Encontrar el equilibrio

El universo es la interacción armoniosa de todos los elementos y las fuerzas que crean el equilibrio y la armonía. La palabra universo significa literalmente "una canción" (uni: una, versum: canción).

Deepak Chopra

Nadie puede bañarse dos veces en el mismo río. A pesar de que el río parece ser siempre el mismo, el agua no lo es. Ella fluye y se renueva constantemente. Al igual que el río en la alegoría de Heráclito, nosotros también cambiamos en cada momento de nuestra vida todo lo que existe a nuestro alrededor. ¡Oponerse al cambio es tanto como oponerse al flujo de la vida! Se tiene que ir con el cambio y dar pasos más o menos grandes, manteniendo siempre el equilibrio, como un acróbata en la cuerda. Cada paso nos desequilibra pero para seguir adelante y no detenerse hay que poner un pie frente al otro.

Nuestro ego está construyendo constantemente límites para posicionarse y sentirse seguro. Se siente amenazado por el mundo exterior y lo divide en dos partes: interna-externa, igual-diferente, buena-mala... El mundo material se compone de contrarios y nuestra visión del mundo se basa en esta dualidad. Cada comunidad establece las reglas para lo que es "bueno" o lo que es "malo". Estas ideas son diferentes en cada sociedad. No hay un valor absoluto porque lo que es bueno para uno puede ser malo para otro.

El hombre tiene siempre libertad para decidir qué lado selecciona, decir *sí* o decir *no*. Puede elegir la experiencia que quiere tener y cuenta con la capacidad para modificar las reglas de juego de su vida cuando ya no se cumplen las antiguas. En cada momento de su vida tiene la opción de recurrir a una u otra. ¡Su decisión hace las cosas! ¿Está el vaso medio vacío o medio lleno? El vaso sigue siendo el mismo, solo que la percepción ha cambiado.

Las investigaciones sobre las curaciones espontáneas de cáncer demuestran que todos los pacientes afectados han experimentado un cambio radical de la personalidad. No se ven aislados ni atrapados por su enfermedad, sino que son conscientes de que la curación se realiza simultáneamente dentro y fuera de los límites personales. Han podido superar los límites de la visión dual del mundo. También los yoguis caminan sobre brasas sin sufrir daño, porque dominan su percepción y no se ven obstaculizados por una imagen dualista del mundo. Crean su propia realidad.

La enfermedad y el sufrimiento nos pueden llevar a entender que somos al mismo tiempo limitados e infinitos. Este conocimiento está dentro de cada uno de nosotros, solo que ya lo hemos olvidado. Para reconocer la unidad es necesario experimentar la separación. Para eso vivimos. La vida es desarrollo, expansión, diversidad. Solo si llegamos a ser conscientes de ello podemos aprender que, en última instancia, no estamos aislados ni somos diferentes; estamos unidos entre nosotros mismos. Cada una de las células de nuestro cuerpo lleva el universo en sí misma, nada existe fuera de nosotros, tampoco dentro. Lo que se aplica a lo infinitamente grande también es válido para lo infinitamente pequeño. Estamos separados y al mismo tiempo somos uno a la vez.

La curación se lleva a cabo mediante una expansión de la conciencia y la creación de un nuevo equilibrio. Además, no es necesario hacer nada especial para estar abierto y atento; el sufismo considera que el hombre debe liberarse primero de su terquedad, la cual le impide conocer su naturaleza. También el budismo zen sabe que para encontrar la verdad hay que dejar a un lado opiniones y juicios. Nada se debe adicionar, todo está ya dentro de nosotros. Todo es asunto de la memoria. Somos perfectos tal como somos pero vivimos dentro de una niebla densa que cambia nuestro punto de vista.

Para ponernos en contacto con la sabiduría natural debemos escucharnos a nosotros mismos. Escucharnos, y ajustar repetidamente y afinar de nuevo, como las cuerdas de la vina en la alegoría del tao: las cuerdas no deben estar ni demasiado flojas ni demasiado tensas. Las células de nuestro cuerpo son como millones y millones de notas que suenan. Debemos dirigir y disfrutar los sonidos armoniosos de una melodía para que hagan parte de una gran sinfonía universal. No con fuerza ni con energía, pero sí con el delicado sentido del espíritu transparente y tranquilo que habita en cada uno de nosotros.

Preste atención:
Tome la salud personal en sus manos

El mayor regalo que podemos darle al mundo es ser felices.

Dalái lama

Las siguientes sugerencias pretenden ser una inspiración para las personas que se enfrentan a cambios, bien sea por enfermedad o por otra situación difícil de la vida. Quiero animarlos para que tomen el caos que originó esta situación como una oportunidad para acercarse a sí mismos y a la vida. Los ejercicios son intencionalmente cortos para que sean fáciles de realizar. Apelan a la diversidad de lo que somos: nuestros pensamientos, nuestras palabras y nuestras acciones.

Como profesora de idiomas algunas veces he escrito textos, ejercicios y cuentos. Pero ¿se puede aprender a enfrentar las situaciones difíciles y exigentes de la vida tal como se aprende un idioma extranjero? Cuando mis estudiantes aún no sabían nada de un idioma ajeno, a veces se sentían bloqueados, se quedaban en blanco. No quería transmitirles mis conocimientos porque siempre he tratado de animarlos a que descubran y desarrollen su propio potencial. Mi tarea era más parecida a la de un facilitador o a la de una partera. Como mi interés principal estaba relacionado con estudiantes adultos, la tarea más importante consistió en eliminar los bloqueos y traspasar los límites. Creo, al igual que Carl Rogers, el gran educador, humanista y psicólogo, en las grandes habilidades de los seres humanos para desarrollarse y volverse a crear.

Después de eliminar los bloqueos buscaba que ese potencial disponible en cada uno de ellos permitiera crear la conciencia y el valor para utilizarlo. Es una revelación lo que Jiddu Krishnamurti dijo en su discurso "La verdad es una tierra sin caminos": "cada persona puede diseñar su propio camino y por lo tanto seguir su intuición y su voz interior".

En el mundo oriental se dice que si alguien quiere cambiar algo, debe sembrar muchas semillas. No se sabe qué va a suceder pero se confía en que algo va a crecer. Me imagino la transformación de lo que sigue: experimentar libremente, buscar lo que le atrae e ignorar el resto. Hacerlo sin ningún tipo de presión, con disposición y tal vez también con humor. Solo se necesita estar presente y tener confianza en que a pesar de las dificultades siempre, cualquier problema, por grande que sea, se puede convertir en algo positivo.

DESPUÉS DE LA TEMPESTAD VIENE LA CALMA

Después del choque que se produce al enfrentar una enfermedad o alguna mala noticia, llega el silencio. La persona se siente impotente, abandonada, perdida y pareciera que durante un tiempo flota en la nada. Antes nos ocupábamos de nuestra vida cotidiana, nuestras actividades, creencias, planes y ahora, de repente, todo es diferente. Confusión. Vacío. ¡Este es el requisito previo para que en este momento pueda venir algo nuevo! Cuando un recipiente está lleno ya no le cabe más. Ahora hay suficiente espacio. Muchas cosas pueden venir. La vida misma es el resultado del caos y del vacío.

HABLAR

¡El cambio viene cuando se habla! Al llamar a sus pensamientos y sentimientos los lleva desde el interior hacia el exterior. Así, ellos no se pueden fijar ni actuar en el inconsciente. Si conservara sus dudas, sus preocupaciones y sus miedos para sí mismo, crecerían y llegarían a ser más poderosos. Por lo tanto les debe dar una forma, así puede modificarlos. Quien no habla está destruido.

ACEPTAR AYUDA

Intentar enfrentar solo la enfermedad no es un signo de fortaleza, sino de soberbia. ¡La vida existe tan solo cuando se relaciona con los demás, la curación no se presenta actuando individualmente! Apoyar, atender, escuchar, ayudar, motivar, informar, inspirar, facilitar, consentir, entender a los demás… allí está la chispa que necesitamos en última instancia para curarnos.

OBSERVAR EL MIEDO EN LOS OJOS

Todo lo que tememos hace parte de nosotros mismos: aquello que preferimos no reconocer, aspectos de nuestra personalidad sobre los que no hemos asumido ninguna responsabilidad. Si no nos atrevemos a enfrentarlos, terminan regresando. ¡Y siempre traen el miedo consigo! Cuanto más se nieguen, más fuertes serán los llamados de la vida para cuidar de los problemas que no hemos resuelto. ¡De modo que se tiene que enfrentar al miedo! Finalmente esta es la única manera de deshacerse de él. Observándolo, hablándole, conviviendo con él durante algún tiempo. Dejándolo estan allí hasta cuando no oponga más resistencia. Desaparecerá cuando lo aceptemos por completo.

ACEPTAR EL DOLOR

Nos acostumbramos a hacer lo que nos gusta, lo que nos da placer, y alejar lo que nos desagrada. Pero ¡este comportamiento se puede invertir! Se debe hacer al revés: tomo lo que me desagrada o lo que me produce dolor y lo asumo como una oportunidad para crecer. Entonces dejo que esto suceda. Así, puedo hacer un espacio para las cosas que quieran venir y solo después me dedico a lo que deseo.

ACEPTARSE A SÍ MISMO TAL COMO SE ES

Podemos hacer lo que queramos, pero a pesar de nuestros esfuerzos nunca seremos perfectos. Cada persona tiene su lado negativo y desordenado. Eso es humano. Oponerse al lado oscuro, solo aumenta el problema. Todas las afirmaciones positivas del planeta no nos hacen mejores si no aceptamos nuestros errores y aspectos negativos. Absolutamente todo el mundo tiene potencial para el odio, la rabia, los celos y la violencia. Eso no nos convierte en malas personas. Debemos reconocer nuestras debilidades –solo entonces podemos trabajar en ellas–.

MANTENER CONTACTO CON EL MUNDO EXTERIOR

Con frecuencia, la enfermedad se acompaña con sentimientos como soledad, aislamiento e impotencia. Por lo general somos solitarios pero cuando estamos en contacto con otras personas también estamos en contacto con el mundo; los otros son como nuestras antenas hacia el exterior. Cuando me comunico con ellos, participo indirectamente de la vida "exterior"; mis palabras, mis pensamientos y mis gestos se realizan y desarrollan sin mi intervención. No estoy aislado del mundo y participo en mi propio modo de vivir.

CLASIFICAR

Sin los demás no se puede estar saludable, pero no todos ellos nos hacen bien. Cuando alguien está enfermo o le sucede una desgracia, por lo general asusta a los demás. Es importante tener en cuenta que el otro habla casi siempre de sí mismo y de la opinión que tiene de las cosas. ¡Se proyectan con facilidad los propios miedos y las dudas en la persona enferma! Debemos rodearnos de personas que nos apoyen en nuestras propias decisiones. Básicamente todo el mundo sabe mejor que nadie qué lo cura. Nadie tiene derecho a cuestionarlo.

La enfermedad es una buena oportunidad para alejarse de las personas que están demasiado ocupadas o son demasiado negativas consigo mismas; se debe dar lugar a aquellas que son afectuosas y sinceras.

CREAR UN AMBIENTE ARMONIOSO

El entorno siempre ha influido en la sensación interna de bienestar y por lo tanto, como se sabe en el Feng Shui, también sobre la salud. Vamos a crear un entorno donde se promueva la curación. Debe prevalecer la armonía en las habitaciones en donde nos hospedemos; deben ser claras y luminosas para que pueda circular libremente la energía. Mi casa es como mi ashram, un lugar de tranquilidad y amistad.

EJERCITAR LA ATENCIÓN

Nuestra conciencia está ocupada la mayor parte del tiempo con el pasado o el futuro. El hombre pasa su tiempo según ciertas normas que le hacen perder el momento que vive, dijo Pema Chödrön y, en el mismo sentido, se pronunció Thich Nhat Hanh:

Si usted está lavando platos y posiblemente piensa en tomarse un *té*, lo hace tan rápido como le sea posible para poder sentarse a tomar el té. Esto, sin embargo, significa que usted no vive el momento de lavar los platos. Si usted lava platos, el lavado debería ser lo más importante de su vida. Y si usted toma té, el tomarlo tiene que ser lo más importante del mundo.

Me tomo mi taza de té, siento su calor y olor. La llevo a la boca, el borde es agradablemente caliente, tomo un sorbo, degusto el sabor y siento cómo el líquido va bajando por mi garganta... Agradezco el entrenamiento en meditación. Ambos curan.

TRATAR EL CUERPO CON SUAVIDAD

Mientras en la ducha el agua fluye sobre el cuerpo, imagínese cómo este se limpia y se purifica desde el interior. Todo lo superfluo, los bloqueos, lo que nos oprime se lava con el agua. Todo fluye y ahora es más claro. Después de la ducha aplíquese crema con mucho cuidado y suavidad, en especial en aquellos lugares donde el cuerpo está enfermo. La delicadeza y el contacto alivian y consuelan.

REALIZAR CAMINATAS

El impacto positivo sobre el cuerpo de caminar a buen paso o practicar senderismo, es indiscutible. Caminar es el movimiento ideal para el cuerpo humano. Además el contacto con la naturaleza tiene varios efectos positivos: respirar el aire fresco y moverse rítmicamente de manera suave es bueno para el corazón, se ejercitan una gran cantidad de músculos, el sistema inmunológico se estabiliza, se ven cosas bellas, se oye, se huele, se descubre... En la naturaleza estamos en medio de la vida.

CREAR CON LAS MANOS

La pintora Frida Kahlo creó la mayoría de sus magníficas obras en medio del dolor. Las grandes obras de la literatura mundial se han escrito en la cama. Color, cerámica, papel, telas –la actividad con las manos nos recuerda que somos prolíficos en todos los niveles, en lo concreto y en lo abstracto–.

PENSAR, DECIR Y ACTUAR COHERENTEMENTE

Somos lo que pensamos, lo que decimos y lo que hacemos. Estos tres aspectos de nuestra vida deben ser coherentes entre sí. Cuando hago algo que no pienso o cuando digo algo que al final no hago se crea un desequilibrio que me desestabiliza a largo plazo. Ninguno es más importante que el otro, todos tienen su función y se deben adaptar armoniosamente.

ESCRIBIR UN DIARIO

La escritura es un acto creativo y liberador. ¡Algunos estudios han demostrado que las personas que escriben a diario son menos propensas al cáncer! Invocar la conciencia ayuda a poner la experiencia en palabras; se lleva el interior hacia el exterior y se escribe. No se puede actuar sin el control de nuestro subconsciente, pero se puede modificar conscientemente. ¡La escritura es un acto de magia!

APRECIAR LAS COSAS SIMPLES

Los momentos felices de la vida son a menudo simples y banales: una puesta de sol sobre el agua, la primera taza de té en el día, el ronroneo de un gato en su regazo... Walter Benjamin describe en el cuento *La torta de mora* a un hombre que buscó durante toda su vida el sabor de las tortas que le habían quitado el hambre cuando llegó agotado de la guerra. Con mucha frecuencia sabemos apreciar algo que nos hace falta en ese momento. Siempre, las cosas pequeñas son las que nos dan las mayores alegrías. ¡La felicidad no es complicada!

IDENTIFICAR SENTIMIENTOS

Muchas veces tenemos dificultad para identificar nuestros sentimientos. No es extraño encontrar que incluso el clima insida en nuestro estado de ánimo. Es importante prestarle atención a mis sentimientos y ponerlos en palabras. *Yo siento... Yo me siento...* ¿Cómo exactamente? ¿Qué es lo que me afecta? Los sentimientos negativos por sí solos no enferman, pero la depresión, sí. Si en un momento dado se identifican conscientemente y se comparten con otras personas, vamos a evitar que se conviertan en una experiencia dolorosa.

SER EL PROPIO OBSERVADOR

Nuestros sentimientos están determinados por nuestro subconsciente y no por nuestra voluntad. Nos ayudan a saber quiénes somos. Pero no solo somos lo que sentimos sino mucho más. Con el fin de no dejarnos llevar por los sentimientos podemos, mediante un entrenamiento, convertirnos en los observadores de nosotros mismos. Se debe encontrar un equilibrio acercándonos a lo que es favorable y, al mismo tiempo, alejándonos y no tomándolo demasiado en serio. Se busca que los sentimientos desempeñen un papel, como en una comedia, que no nos obsesionen. Posiblemente pueda reírse de sí mismo en algunas ocasiones.

EXPRESAR LAS NECESIDADES

Existen diferentes modelos que representan las necesidades de las personas. Uno de los más famosos es la pirámide del psicólogo Abraham Maslow, que representa las necesidades y las motivaciones humanas en una estructura jerárquica: en la parte inferior están las necesidades fisiológicas, luego las de seguridad, las sociales, el reconocimiento y, en la parte superior, la necesidad de autorrealización. Otros modelos no jerarquizan las diferentes necesidades y más bien las combinan según diversos aspectos: intelectual, social, espiritual, físico, emocional. Una necesidad insatisfecha es la fuente de un conflicto interno. Por lo tanto se deben expresar y experimentar. No siempre se es consciente de las necesidades y con frecuencia es difícil expresar claramente lo que se requiere. Pero expresar las necesidades es un paso crucial para alcanzar la paz interior y lograr relaciones armoniosas con el entorno.

ACEPTAR SU DEPENDENCIA

Así como necesitamos del aire para respirar, necesitamos de otras personas para vivir. ¡Es una falacia creer que somos independientes! Sin embargo, rebelarnos contra esto nos hace fuertes y arrogantes. La enfermedad nos muestra que estamos en el camino equivocado. Es hora de aceptar que necesitamos la ayuda de los demás. Tenemos que mostrarles cómo pueden apoyarnos y dejar el orgullo a un lado. Debe reconocer su dependencia y trabajar en su autonomía. Ser autónomo significa crear sus propias reglas y reconocer y vivir su propia identidad.

PERDONAR

Es imposible vivir con uno mismo y con los demás si no se puede perdonar. La venganza, el odio y el arrepentimiento envenenan la vida. Es más difícil perdonarse a sí mismo porque por lo general se desconoce de qué se acusa en realidad. Uno no puede condenarse. Solo cuando acepto mi lado oscuro y lo que yo no quiero ser, puedo por fin ser la persona que quiero ser.

RECONOCERSE EN LOS DEMÁS

De acuerdo con la técnica tradicional de Hawái *ho'oponopono*, para la resolución de conflictos, el mundo exterior es un reflejo de nuestro mundo interior. Los demás se reflejan en nosotros y nosotros en ellos. Podemos aprender mucho acerca de nosotros mismos gracias a los demás, debido a que reflejan nuestro lado positivo y nuestro lado negativo. Si algo me molesta o me ofende de otra persona, significa que no he aceptado este aspecto en mí mismo puesto que de lo contrario no me afectaría. ¡La única manera de cambiar algo es cambiándome a mí mismo! Solo así el otro cambia algo. En *ho'oponopono* la fórmula para las situaciones de conflicto es: "Lo siento, perdóname, gracias, te amo". Estas palabras se repiten como un mantra, pensando en la persona con la que se tiene un conflicto.

TOMAR CONCIENCIA DE SUS PROYECCIONES

Jiddu Krishnamurti dijo: "Una relación es el espejo en donde nos vemos como realmente somos". El otro refleja lo que yo le proyecto. Lo acepto de acuerdo con lo que en realidad irradio y según el tipo de relación que tenga con él. ¡Él no es lo que veo en él! Lo que le reprocho es básicamente lo mismo que me reprocho y lo que valoro en él es también lo que me gusta de mí.

Es importante ser consistentes en los juicios sobre los demás. ¡Solo vemos lo que queremos ver! No podemos cambiar la opinión de los demás sobre nosotros, pero podemos hablar, al igual que el filósofo griego Diógenes, de nuestra propia verdad. ¡No somos lo que otros piensan de nosotros!

AMAR

El amor nunca es exclusivo y solo existe cuando se comparte. Amar es aceptar al otro como es, promover su desarrollo personal aun cuando signifique alejarse de uno mismo. Nada es más poderoso que el amor. No se puede amar a los demás si uno no se ama a sí mismo porque no se puede dar de lo que no se tiene. Si alguien me dice que me ama, en realidad no lo creo y necesito nuevas pruebas. Es como un pozo sin fondo: los otros me pueden dar todo, pero nunca será suficiente. Lo contrario del amor no es el odio –que es simplemente otra forma de relación– sino el miedo.

DAR

Un proverbio indio dice que todo lo que no se da, se pierde. Dar incondicionalmente produce felicidad porque lo que se le da a otro lo alimenta. ¿Qué podemos dar si estamos enfermos? Escucha, calor, tiempo, comprensión, afecto, curiosidad, benevolencia... todo esto lo da un corazón libre, sin esperar nada a cambio y por esto recibe más. Se cosecha lo que se siembra.

ENTREGARSE

Entregarse no significa ser indiferente o someterse para tener plena conciencia de la vida. Una energía superior a nosotros nos dirige la vida. Oponerse a ella es inútil y debilita. El oxígeno llena los pulmones con cada respiración y el corazón palpita sin que nuestra voluntad intervenga. Podemos confiar en la vida porque siempre nos guiará a la luz. El escritor Jean Giono dijo que la vida es como el agua. Se puede recoger en la palma de la mano si se dobla suavemente pero se escapará si se cierra el puño.

ESPERAR Y ESPERAR NADA

Cuanto más se espere algo, menos se atrae. La gente se debe liberar de sus expectativas y aceptar todo lo que llega. Con alguna frecuencia me decepciono al imaginarme cómo debe ser algo que finalmente no cumple con mis expectativas. Viene como viene. Siempre tiende a ser mejor y existe la posibilidad de perfeccionarse.

PRESTAR ATENCIÓN A LOS SUEÑOS

Nuestros sueños no son coincidencias y a menudo reflejan aquellos aspectos de nuestra vida de los que no somos conscientes. Los sueños son puentes entre nuestro subconsciente y nuestro consciente. El lenguaje de los sueños es muy simbólico y no es fácil de interpretar. Sirve de ayuda si se habla o se escribe sobre ellos tan pronto como sea posible después de despertar.

LEER LOS ACONTECIMIENTOS

El mundo que nos rodea refleja nuestro estado interior. Todo lo que veo fuera de mí está relacionado con lo que estoy viviendo ahora. Si constantemente pierdo mis llaves, por ejemplo, significa que tengo dificultades para encontrar el acceso a ciertos aspectos de mi vida y de mi personalidad. Cuando entiendo los símbolos en el mundo que me rodea, puedo encontrar en ellos la evidencia de que tengo que resolver algo en mi vida.

C. G. Jung fue el primer científico que trató el tema de la *sincronicidad*, fenómeno que explica cómo acontecimientos concurrentes y sin relación causal están interconectados por asociación. Eventos, reuniones con otras personas, lecturas, pensamientos... parecen entrelazarse como pequeños engranajes. Todo es equivalente entre unos y otros, como en el poema de Charles Baudelaire: "Toda forma, color, número, movimiento, perfume, en la naturaleza como en la espiritualidad, es trascendental, tiene significado, armonía".

LIBERARSE

Dejar ir algo no es lo mismo que declinar o convencerse de que las cosas serán mejores mañana. ¡Es uno de los mayores desafíos porque parece tan fácil! Solo hay que abrir las manos... Las perturbaciones en nuestro cuerpo muestran qué tan lejos estamos de lograrlo. Nos aferramos a los hábitos, creencias, ideas, propiedades, relaciones... En su libro *Meditar día a día*, Christophe André escribió: "La liberación (...) es estar presente, (...) estar allí sin una actitud mental especial. Estar allí y renunciar a tomar el control para encontrar una solución. Estar solamente allí. Confiar en lo que viene".

ACEPTAR EL DOLOR

¿Y qué si tengo la impresión de que todo esto no funciona para mí? Me siento frustrado porque no puedo relajarme, perdonar, liberarme... O me siento "únicamente" deprimido y vacío y sufro, mientras otro tiene una enfermedad incurable y, por lo tanto, mucho más "derecho" de sufrir. ¡El dolor no se puede medir y la vida no es un concurso! Ninguna persona sufre más "apropiadamente" que otra.

DESARROLLAR LA COMPRENSIÓN

El sufrimiento nos recuerda nuestras propias limitaciones y nos puede ayudar a enfrentarnos con nosotros mismos y con los demás de manera más suave y comprensiva. ¡En todo el mundo no hay persona que no conozca el dolor! Puedo entender el dolor de los demás a través de la experiencia de mis dificultades y condenar un poco menos sus acciones. Así es posible empatizar mejor con ellos, mirarlos como iguales y desarrollar mi comprensión. Comparto algo con otro y me siento conectado con él.

DESCUBRIR EL PROPIO TALENTO

La enfermedad es una expresión de lo que no podemos ser. Nuestro mayor talento, nuestro don más preciado, lo que nos hace únicos, se esconde muy dentro de nosotros, donde menos lo esperamos. Se debe buscar allí donde somos más vulnerables. Las dificultades en la vida tienen este sentido, porque nos dan la oportunidad de descubrir nuestro talento. Todo esto lo llevamos dentro de nosotros, lo que los griegos denominaron daimón, es un concepto de la mitología que se relaciona con una divinidad indeterminada que guía a los hombres; puede considerarse un potencial no vivido, que se convertiría a lo largo de nuestras vidas en un demonio o en un genio.

VIVIR CON EL PENSAMIENTO DE LA MUERTE

La muerte es uno de los grandes temas tabúes en nuestra sociedad. Para muchos es difícil aceptar que la vida terminará algún día. Nadie sabe cuándo ni cómo ha de venir pero nadie puede escapar de ella. La muerte de una persona enferma no es necesariamente más temprana que la de una persona que parece saludable. A todos nos puede llevar en cualquier momento. Hay que prepararse. Básicamente se tienen pequeñas muertes y se renace constantemente: inhalar-espirar, venir-ir, despertarse-dormirse… La vida es un eterno ciclo de nacimiento y muerte. Se dice que se muere de la misma manera como se ha vivido. Si estamos en armonía y en paz con nosotros mismos nos podemos ir finalmente con el corazón liviano. Tienes que vivir bien si quieres morir bien, sin arrepentimiento y con la confianza de que siempre vamos hacia la luz.

TODO ES PERFECTO

La esencia de la vida no es la tristeza sino la alegría. ¿Qué nos impide creerlo? Pasamos nuestro tiempo atrayendo todas las desgracias de este mundo como evidencia de que la felicidad es una ilusión. ¿Y si lo contrario fuera cierto? Si aceptamos que la vida realmente quiere nuestro bien, ¿cómo se puede entender entonces el sufrimiento? ¡Es real! ¿Qué pasa si el sufrimiento no es nada más que una expresión de nuestra resistencia interna al cambio? Si empezamos a ver y a aceptar las cosas tal como son, las situaciones y los acontecimientos que nos parecen incómodos, entenderemos que todo lo que sucede es correcto. La muerte no es injusta como tampoco lo es el nacimiento, la enfermedad no es injusta como tampoco lo es la salud. Todo lo que pasa en el curso de nuestra vida no es más que la oportunidad de crecer.

Viajes al interior

La respiración y la relajación

A nuestro mundo interior se entra por medio de una respiración tranquila y profunda. Relaja y nos vuelve receptivos a lo que viene. La respiración consciente es esencial para nuestra salud y bienestar. Calma al mismo tiempo la mente y el cuerpo y nos conecta con el aquí y el ahora. En nuestra vida diaria, con mucha frecuencia no le prestamos atención. Si nos tensionamos respiramos de modo más rápido y superficial. Una respiración consciente y profunda calma el estrés y las emociones negativas, promueve el sueño y reduce el riesgo de enfermedad cardiovascular.

Generalmente en la respiración hay tres fases: inhalación, exhalación y pausa. La exhalación toma alrededor de dos veces más tiempo que la inhalación. Se inhala por la nariz, se levantan el pecho y el abdomen. Se hace una breve pausa y se exhala por la nariz o la boca. En este momento se hace una breve pausa hasta la siguiente respiración.

Dennis Lewis escribe en *El Tao de la respiración natural:*

Inhalar y exhalar completamente es posible si en su interior se siente lo suficientemente libre como para dejar ir lo conocido y aceptar de buen grado lo desconocido. Cuando exhalamos completamente no solo nos liberamos del dióxido de carbono sino también de las tensiones innecesarias, de las ideas y de las sensaciones desgastadas. Respirar completamente es renovarse. Tomamos oxígeno fresco pero también nuevas impresiones de todas las cosas, de lo que nos ha sucedido a nosotros y a nuestro entorno.

Al comienzo es recomendable que se retire a un lugar lo más tranquilo posible y donde no se sienta perturbado, al menos durante cinco minutos. Con cierto entrenamiento puede hacer todos los ejercicios de respiración. Siéntese en una posición cómoda, con la espalda tan recta como pueda, como la llama de una vela hacia el cielo. Con los pies descansando toda su superficie en el suelo y posando las manos, relajadas, en los muslos. Observe las idas y venidas de la inhalación y de la exhalación. Sienta cómo fluye el aire en los pulmones, el pecho se abre sin problemas y el abdomen se expande. Déjese arrullar por el ritmo regular. Con cada inhalación se puede sentir cómo fluye la vida y se propaga por nuestro cuerpo. Con cada exhalación se puede sentir cómo todo lo innecesario y todas las tensiones salen del cuerpo. Si lo desea puede hacer un sonido en cada exhalación. Esto ayuda a deshacerse de la tensión y del nerviosismo. Poco a poco se libera la tensión y finalmente llega por sí mismo a un lugar de paz. Todo es tranquilo y silencioso. Este es el espacio de la intuición y aquí se puede hallar información acerca del cuerpo.

Afirmaciones, visualizaciones y actuaciones

Para comprender el poder del pensamiento existe un ejercicio simple: cierro los ojos. Imagino que tengo en mis manos una naranja madura y bella. Puedo sentir su peso y su piel suave, oler su aroma sutil. Mentalmente, pelo mi naranja, siento la suave carne de la fruta y el jugo que corre por mis dedos. Puedo oler su frescura y llevo un dulce gajo a mi boca.

El poder de nuestra imaginación logra como respuesta un aumento en la salivación a pesar de no tener en realidad la naranja en las manos. Todo lo que nos imaginamos, cada imagen, cada pensamiento, desencadena una reacción en nuestro cuerpo porque nuestro cerebro tiene en ese momento una representación de la realidad. El cuerpo entiende el mensaje que le envían y este debe ser cuidadosamente seleccionado y formulado. Si este es negativo, no funciona y, por tanto, este mensaje debe ser positivo.

En la sugestopedia se trabaja al mismo tiempo con imágenes, sonidos, olores, sensaciones y movimiento. Todos los sentidos participan en el proceso de aprendizaje. Un principio similar se puede encontrar en el aprender haciendo: se aprende algo al hacerlo. El cuerpo tiene su propia inteligencia. Si hacemos ciertos movimientos un par de veces, estos se graban en él y no es necesario pensarlos otra vez, como cuando se conduce un auto. Si aprendemos a utilizar un instrumento nuevo, las manos por sí solas encuentran su camino en algún momento, sin que controlemos conscientemente sus movimientos. ¡Para interiorizar algo tienes que hacerlo! Se pueden leer muchos libros sin que en realidad lleguemos a entender algo porque, dependiendo del tipo de aprendizaje, nuestro cerebro entiende ¡solo el 10 % de lo que leemos, el 20 % de lo que oímos, el 30 % de lo que vemos y aproximadamente el 90 % de lo que hacemos!

La meditación y el diálogo interior

Meditar no es un ejercicio exótico, donde el espíritu se da el lujo de flotar en esferas o se le obliga a pensar en otras cosas, sino que en realidad es un entrenamiento de la atención. Se está por completo relajado, atento y abierto a lo que suceda. Meditar significa abrir la mente y relajarse.

Es imposible no pensar en algo (trate de no pensar en este momento en un elefante rosa). Si se nos viene a la mente un pensamiento o una imagen, solo debemos tomarla como verdadera. El objetivo no es eliminar el trabajo del cerebro –¡que, al final, nos presta buenos servicios!– sino aceptar los pensamientos como vienen y luego dejarlos ir como una nube en el cielo de verano.

Mingyur Rinpoche denomina a la cadena ininterrumpida de nuestros pensamientos "habladurías de mente de mono". En lugar de escuchar y obedecer sus órdenes solo dirija su atención hacia otra cosa. Para hacer frente a la mente de mono se sugiere un pequeño ejercicio: por ejemplo, concentrarse en la respiración y en especial en la exhalación, centrar la atención en la llama de una vela o en un objeto en particular. Cada vez que se distraiga por un pensamiento, lo puede eliminar de inmediato bien sea concentrándose en la respiración, en la llama o en el objeto. Se reconoce muy pronto que la voluntad, en este caso, no puede hacer mucho.

Tal vez sienta decepción o irritación cuando los pensamientos continúan fluyendo; tome lo importante y deje ir lo demás con cada exhalación. Con el fin de poder practicarlo progresivamente debe contar con un lugar donde todo sea tranquilo y pacífico. Este lugar existe en cada uno de nosotros y está disponible en cada momento de nuestras vidas, solo que no lo sabemos la mayor parte del tiempo y olvidamos conectarnos con él. El ser humano no crea nada absolutamente nuevo. Es como si abriera la puerta de un recinto al que no hubiera entrado antes, o como si se levantara una niebla densa y reconociera con lentitud un paisaje en medio de ella.

Aun cuando creamos que no lo podemos hacer, que no estamos de verdad relajados, y a pesar de perseguir todos estos pensamientos por nuestra cabeza, en realidad estamos conectados con esta energía dentro de nosotros.

Hoy en día se puede probar científicamente que la meditación tiene un impacto positivo en las áreas del cerebro relacionadas con las emociones negativas. Si se medita con regularidad se desarrollan habilidades mentales. No es tanto una técnica sino más bien una apertura consciente de lo que somos en realidad.

Cualquier persona puede meditar y cada quien encuentra su propio ritmo. La mañana es un buen momento para empezar con la meditación. La cabeza está relativamente despejada. Sin embargo, la meditación se puede integrar a cualquier rutina diaria. Se puede hacer en cualquier lugar, no requiere herramientas ni un espacio específico y también es eficaz aun cuando tome solo unos minutos. Es un nuevo hábito.

El espacio que se descubre poco a poco de ninguna manera está vacío. Es como si se sumergiera en el mar. Deje las olas atrás y descubra en las profundidades del agua un mundo del que antes no se sabía nada. Detrás de la voz de nuestro ego, que siempre nos exige que le prestemos atención, vive otra voz, clara y sabia. No somos las olas de los océanos, que se rompen en las playas; somos el mismo océano, tranquilo, profundo y único. Todo está ahí, dentro de nosotros. Aquí podemos experimentarlo todo.

Se viaja a la velocidad de la luz de un lugar a otro, se puede aprender lo que se quiera. Se puede conocer gente, incluso a uno mismo como niño, y se puede comunicar consigo mismo: con una parte de su cuerpo, con su niño interior, su sanador interno, su ego… Tan pronto como llamamos algo se percibe una voz. Así son posibles los diálogos interiores. A quien usted prefiera le puede hacer preguntas y solicitar consejo.

Se pueden encontrar guías detalladas sobre la meditación, por ejemplo, en el *Libro tibetano de la vida y la muerte,* de Sogyal Rimpoché, y en *El arte de la felicidad,* de Christophe André, así como en las obras de Jon Kabat-Zinn, Marc Williams, Pema Chödrön, Thich Nhat Hanh y Matthieu Ricard. La meditación tiene el poder de regresarnos al equilibrio porque abre nuestra conciencia y entendemos que compartimos lo mismo y somos como una hoja del árbol ginkgo biloba, del que escribió Goethe: "¿No adivinas tú mismo, por mis canciones, que soy sencillo y doble como este árbol?". Los problemas se encuentran en la zona de la separación, las soluciones en la zona de la unidad. Pero es necesario experimentar la separación para poder entender la unidad.

Ejercicios

Ejercicio para la atención

Respiro lenta y profundamente, aspiro y espiro, observo la llama de una vela, un objeto que asocio con algo positivo o un paisaje. No hago otra cosa diferente a respirar y observar. Los pensamientos y los sonidos van y vienen. En realidad los percibo pero no dispongo de ellos. Les permito que salgan, que regrese mi tema de reflexión y la respiración. Siento el momento, aquí y ahora.

Ejercicio inspirado en el entrenamiento autógeno

Inhalo y exhalo de manera lenta y profunda, estoy totalmente tranquila y relajada. Puedo sentir el calor y la pesadez en mi brazo izquierdo, en el derecho. Mi corazón late con calma. Confío en las idas y venidas de mi respiración y en el latido incesante de mi corazón. Todo es ritmo, frecuencia. Es como si acunara la vida en mis brazos.

Ejercicio de relajación

Cierro los ojos. Puedo sentir en las plantas de mis pies el contacto con el suelo. Puedo sentir mis pies y mis tobillos, mi mirada interior se pasea por la parte inferior de las piernas, las rodillas y muslos. Puedo sentir mi pelvis, mi espalda, que está recta y relajada. Mi abdomen se levanta y baja al ritmo de mi respiración. Siento mis pulmones, que se expanden con cada respiración, y los latidos de mi corazón. Me imagino cómo mis hombros se relajan, siento mis brazos, mis codos, mis antebrazos, mis manos y mis dedos. Relajo mi cuello y mi mandíbula inferior. Dirijo mi atención hacia arriba, sobre mi boca, mi nariz, orejas, ojos, cuero cabelludo. Siento todo mi cuerpo caliente y relajado. Estoy en contacto con cada parte, con cada célula en mi cuerpo. Todo fluye, todo se mueve, todo se comunica entre sí.

Ejercicio de gratitud hacia uno mismo

Agradezco a mis pies que me llevan por todos los días de mi vida, a mis piernas que me permiten seguir adelante, a mis manos con las que puedo percibir y crear. Doy gracias a mi corazón que de forma ininterrumpida late para mí. Agradezco también a mi estómago, a los pulmones, a mi sistema circulatorio y a mi sistema digestivo que me suministra toda la energía que necesita mi cuerpo. Doy gracias a mi boca, con la que como y disfruto de la comida, a mi nariz que me permite reconocer los olores, a mis oídos que me permiten oír y a mis ojos, a través de los cuales veo el mundo. Siento una profunda gratitud por la vida que fluye a través de mi cuerpo.

Ejercicio para la experiencia del espíritu y de la materia

Puedo sentir mis pies sobre el suelo. Siento el contacto con la tierra, su fertilidad que me alimenta. Con cada respiración, la energía vital de la tierra aumenta un poco más la de mi cuerpo. La puedo sentir en mis piernas, en mi pelvis, en mi estómago y en mi espalda, en mi pecho, en mis hombros y en mis brazos, en mi garganta y en mi cabeza. Me llena de todos los nutrientes que necesito para vivir. Sobre mi cabeza siento la energía del cielo y de todo el universo. Puedo sentir cómo me envuelve y me penetra. Se propaga por cada célula de mi cuerpo. Todo en mí es luz, brillo, vibración.

Todo lo doloroso, lo innecesario y lo que bloquea mi vida se deshace en este resplandor. Cada célula de mi cuerpo se ilumina desde adentro, todo fluye dentro de mí, todo está en equilibrio y en perfecta armonía y salud.

Ejercicio de anclaje

Siento la tierra bajo mis pies y me imagino las distintas capas que la componen: el suelo fértil y orgánico, agua, minerales, metales que van hasta lo más profundo del corazón de fuego. Mi cuerpo lleva todos estos elementos. Puedo ver cómo esta energía fluye por mi cuerpo y se disemina en él. La tierra me recibe, me lleva y me alimenta y me da todo lo que necesito para vivir. Estoy aquí, este es mi lugar.

Ejercicio para la curación dialogando con uno mismo

Respiro con calma y me relajo por completo. Cierro mis ojos. En mi imaginación veo una casa. Entro y veo las habitaciones y las cosas que me son familiares y agradables. Escucho el sonido de mis pasos en el suelo. Me siento plena. Camino por varias habitaciones y llego al final a un gran armario. Lo abro, empujo la ropa hacia un lado y descubro en la parte trasera una puerta. La abro. Veo una escalera que conduce hacia abajo. La escalera parece segura, me da confianza y la uso.

Desciendo lentamente. Me llegan el canto de los pájaros y el murmullo de un arroyo. Me encuentro en un hermoso jardín. A mi alrededor hay flores, arbustos y árboles. A la sombra de un árbol hay una banca y alguien está sentado. La persona levanta la cabeza, me mira y me sonríe con amabilidad. Puedo sentir su bondad y su sabiduría. Siento que esta persona es mi sanadora interna. Me pide que me siente a su lado y comenzamos a hablar. Le cuento acerca de mí, lo que me oprime, lo que me duele. Me escucha con paciencia y simpatía. Le hablo de todo lo mío desde mi corazón. Le pregunto cómo puedo curar mi dolor. Me contesta. La escucho con atención y acepto el mensaje. Me da esperanza y confianza renovadas. Se lo agradezco. Regreso lentamente. Me siento aliviada porque ahora sé lo que tengo que hacer.

Ejercicio para la aceptación de la dualidad

Llevo el mundo dentro de mí. El universo se desarrolla dentro de mí. Fuera de mí no hay nada de lo que no existe en mí. Yo soy la fuente de la vida. Al mismo tiempo estoy arriba y abajo, soy grande y pequeña, soy la mejor y la peor. Abrazo los opuestos y acepto la dualidad. En cada momento de mi vida tengo el poder de elegir la experiencia que yo quiero tener. Cada experiencia tiene como fin hacerme crecer.

Ejercicio de curación

Puedo contactar todas las partes de mi cuerpo que están enfermas o sufren. Visualizo directamente mi tumor o las células cancerosas. Me guío por la respiración y estoy relajada y llena de confianza. Poco a poco entro en contacto con él y lo veo con tranquilidad. El tumor no tiene nada aterrador en sí mismo. Encuentro una imagen para disolver lo que me enferma. Me imagino, por ejemplo, olas que arrastran un montón de arena, una paloma blanca que escoge un grano en mal estado y vuela con él lejos, o el viento que sopla llevándose todo lo enfermo... me imagino una imagen, frente a mí, en donde el tumor desaparece por completo. ¡No queda absolutamente nada de él! Esta imagen dura solo unos pocos segundos pues no me aferro a ella. Sin embargo puedo repetir el ejercicio tantas veces como lo considere oportuno.

Ejercicio inspirado por Morrnah Simeona

A todos los seres sensibles a quienes desde el principio del tiempo les he causado sufrimiento y tratado injustamente, les pido perdón. Corto todos los lazos negativos y dolorosos. Todas las dificultades y los bloqueos que han sufrido mi cuerpo y mi mente, en lo sucesivo desaparecen. Comienza una nueva vida. Envío al mundo pensamientos de amor y de paz.

Ejercicio de liberación

Me acomodo y sacudo mis manos, como si quisiera deshacerme de gotas de agua. Simultáneamente me imagino cómo puedo eliminar todo lo superfluo: una sensación negativa, un dolor, una tensión. La tierra lo absorbe todo porque necesita estos nutrientes para transformarlos en abono y humus fértil.

Ejercicio para conectarse con la intuición

Me tranquilizo y relajo por completo. Cierro los ojos. En mi imaginación camino a lo largo de un sendero que conduce a un parque. Conozco este parque y me muevo por él con plena confianza. Después de un rato, veo a un niño pequeño. Está solo. Me acerco y le hablo en voz baja. Quizá el chico es tímido, le doy tiempo. Lo miro con simpatía. Como está de acuerdo, lo tomo de la mano o lo llevo en los brazos. Le digo al niño que lo amo y le pido que me perdone por tardar tanto tiempo en cuidar de él. El niño tal vez me está hablando, lo escucho. Tal vez está llorando, lo consuelo. Prometo no abandonarlo otra vez y visitarlo tan a menudo como sea posible. Desde este momento cuento con el amor de este niño y escucho lo que me dice.

Ejercicio para la confianza

En una cómoda silla o de pie, con la espalda recta y la cabeza levantada, abro mis manos hacia el cielo e imagino cómo fluye la vida por entre mis manos abiertas. Puedo extender los brazos, y así recibo todo lo que viene y nada me puede detener. Se siente un suave hormigueo en las manos. Estas permanecen abiertas todo el tiempo que yo quiera. Doy gracias a la vida porque se desliza y se extiende sobre mí.

Un desarrollo de la conciencia más allá de la autorrealización

El descubrimiento de mi "mundo interior" es también una manera de salir al exterior y convertirme en otra persona. Me he retirado para estar sana de nuevo, pero finalmente me siento más "en el mundo" y en el tiempo, como antes de la enfermedad. No se trata de enfrentar una "pérdida de tiempo" sino más bien de cumplir un requisito previo para asumir la responsabilidad en el mundo. "El problema individual se encuentra directamente relacionado con el problema del mundo, y creo que no les atribuimos suficiente importancia ni al pensamiento ni a la acción individual", dijo el filósofo indio Jiddu Krishnamurti; "Quien aún no se conoce a sí mismo y nunca ha descendido a las profundidades de su ser, no puede conocer el mundo".

Actualmente se escucha hablar con mucha frecuencia acerca de la física cuántica. Sobre este tema permanece una imagen en mi memoria: un átomo consiste en un núcleo y uno o más electrones, que giran a gran velocidad alrededor de este núcleo. Algunas veces un electrón cambia de órbita y a esto es lo que llamamos un salto cuántico. En este salto hacia lo desconocido se libera energía y se presenta una luz. En sentido figurado, debemos abandonar los caminos conocidos y dar el salto hacia lo desconocido con el fin de desarrollar aún más nuestra conciencia de acuerdo con nuestro tiempo.

Según algunos informes médicos que siempre he oído, con mucha frecuencia los pacientes encuentran difícil aceptar su parte de responsabilidad en su enfermedad. Consumen medicamentos y se hacen intervenciones médicas sin preguntarse realmente qué tiene que ver esto con su enfermedad. Para mí es definitivo tener conciencia de mi propia responsabilidad. Por supuesto que entran en juego muchos factores, pero mi actitud hacia mí mismo, hacia mi vida y hacia mi salud son determinantes. ¿Es del 30 %?, ¿del 50 %?, ¿del 90 %? En realidad no es importante. O creo en mi potencial creativo o no creo. No se puede estar "un poquito embarazada". Rechazar la responsabilidad significa renunciar a ese potencial y confiar la salud a personas y sistemas que, se quisiera pensar, actúan en nuestro beneficio.

No pongo en duda la competencia de aquellos que me han tratado. Mi cirujano es un verdadero artista que irradia experiencia y humanidad y mi proceso de curación se basa en la confianza que siento en él y en su equipo. Estoy agradecida de vivir en una sociedad en donde la enfermedad y el dolor se pueden tratar. Pero obviamente nuestro sistema de salud está orientado a obtener beneficios económicos y no solo a salvar vidas; también busca ganar y retener clientes.

Los intereses financieros en el campo de la salud son enormes. En el año 2012 la OMS reseñó catorce millones de enfermos de cáncer. Después del cáncer de pulmón, el de mama es el más común. No existe hasta la fecha una cura permanente y confiable para el cáncer, el sida, la esclerosis múltiple, la enfermedad de Alzheimer, la de Parkinson, la diabetes, el asma, las alergias y muchas otras llamadas "enfermedades de la civilización". La intervención se limita al tratamiento de los síntomas. De esto se derivan las llamadas enfermedades iatrogénicas, es decir, enfermedades que produce el tratamiento en sí. Las personas mueren a causa de los efectos secundarios y no de la propia enfermedad. El sistema nos protege por un lado y, justo por el otro, crea también dependencias malsanas. Pero no nos cansamos de entregarle la responsabilidad de nuestra salud al vendedor de medicamentos, para quien la salud es una profesión como cualquier otra.

Muchos especialistas, sociólogos, filósofos y periodistas de todo el mundo alertan sobre los conflictos de intereses de la poderosa industria farmacéutica. Cada vez salen más escándalos a la luz pública y la gente está empezando a darse cuenta de que muchos medicamentos benefician principalmente a quienes los venden.

En muchos casos se mantienen ocultos medicinas y tratamientos sencillos y naturales, que no se comercializan por tener baja rentabilidad. Se prohíben con el pretexto de no cumplir con las normas que han establecido los mismos grupos interesados. Científicos brillantes como André Gernez, Gastón Naessens, Mirko Beljanski, Ryke Geerd Hamer, Jacques Benveniste, Jean Solomidès y muchos otros han sido marginados o criminalizados.

La ciencia, la que receta los medicamentos, no actúa estrictamente para el bienestar de las personas y tampoco el objetivo de una investigación independiente es el beneficio de todos. Cuando se involucra el capital, el sentido común se adormece con rapidez. Solo podemos protegernos si reflexionamos sobre nuestra propia conciencia y tomamos las decisiones que afectan nuestra salud de acuerdo con nuestra intuición.

El mundo en el que vivimos necesita nuestra lucidez. Estamos siendo vigilados, explotados, manipulados e inhabilitados, peor de lo que predijo Aldous Huxley en 1932 en su novela *Un mundo feliz*. Los dirigentes políticos se inclinan en cualquier parte del mundo a los intereses económicos y personales de los accionistas. Continentes enteros fuera de control, el capital del mundo se encuentra principalmente en manos de ególatras inescrupulosos y hambrientos de poder, que sacrifican todos los Estados y clases sociales. La naturaleza está parcialmente destruida de una manera tan profunda que serán necesarias muchas generaciones humanas para acercarla a un equilibrio. Nos separamos de lo que nos da la vida.

Por desgracia vemos todo esto solo cuando nos sentimos afectados directamente por el desastre. Antes les hemos ayudado a aquellos que saben cómo infundirnos miedo para ganar miles de millones. Como ya lo sabía Nicolás Maquiavelo: "Quien controla el miedo de la gente es el amo de sus almas".

Todos enfrentamos la decisión de cómo ayudar a nuestras vidas y al mundo. Utilicemos nuestro potencial creativo para contribuir a un nuevo equilibrio y crear un mundo donde las cosas no sean mutuamente excluyentes sino que se complementen. Gandhi dijo: "Sé el cambio que deseas ver en el mundo". La única manera de cambiar algo es cambiándose a uno mismo. Todo lo demás seguirá. La medicina del tercer milenio se puede construir a partir de este nuevo sentido de libertad y responsabilidad. Se puede contribuir en cualquier situación, incluso desde la habitación del hospital. Los rayos del sol se reflejan en las ventanas del hospital al igual que en las de un magnífico castillo. Todo el mundo tiene que aportar su parte a este mundo, como en la historia de Pierre Rabhi:

El bosque está en llamas. Todos los animales, grandes y pequeños, huyen y se reúnen en el gran claro frente al bosque. Están parados sin hacer nada, mientras su hábitat es destruido. Ven impotentes cómo todo se consume, todos menos un animal, el más pequeño: el colibrí revolotea incansablemente hasta el lago, toma una gota de agua en su pico, vuela de regreso hasta el fuego y la deja caer allí. Una y otra vez. El león, rey de la selva, ve lo que hace el colibrí y dice: "¡Pero es totalmente inútil lo que estás haciendo con tu pequeño pico, nunca podrás apagar el fuego!". Y el colibrí responde: "Tal vez no, pero estoy haciendo mi parte".

El hombre está en el mundo para crecer y desarrollarse. Nosotros somos tanto nada como todo, infinitamente pequeños e infinitamente grandes. Lo peor que nos puede pasar es que nos subestimen. Conocemos el discurso inaugural de Nelson Mandela; la falsa modestia te hace pequeño. Somos imperfectos y mucho más de lo que pensamos:

Nuestro miedo más profundo no es que seamos incapaces; nuestro miedo más profundo es el ser inmensamente poderosos. Es a nuestra luz a lo que le tememos, no a nuestra oscuridad. Nos preguntamos: ¿quién soy yo para que realmente pueda ser brillante, talentoso, fantástico? ¿Quién eres tú para no serlo? Eres un hijo de Dios. Tu pequeñez no le sirve al mundo. Nada tiene qué ver con la inspiración si te empequeñeces para que los demás no se sientan inseguros a tu alrededor. Nacimos para manifestar la gloria de Dios que está dentro de nosotros. No solo en algunos de nosotros; está en cada uno de los seres humanos. Y cuando permitimos que brille nuestra propia luz, estamos autorizando inconscientemente a que otras personas hagan lo mismo. Y al liberanos de nuestros propios miedos, nuestra presencia, automáticamente, libera a los demás.

La enfermedad es una oportunidad para tomar conciencia de nuestro propio tamaño y fuerza. El sufrimiento no es algo que avergüence, no es un castigo. Ni siquiera es, por lo general, negativo.

¿Acaso no nos muestra el sufrimiento que no somos cascarones vacíos sino seres sensibles capaces de cuestionarnos y desarrollarnos? ¿No es incluso una oportunidad para percibir este llamado que se nos hace a todos? El sufrimiento en un principio lo confunde todo. Pero las condiciones mismas de la vida causan confusión y caos.

Pienso en Raquel, mi amiga que hacía mosaicos muy llamativos durante las quimioterapias. Ella tenía que romper algunos platos para elaborar nuevas y bellas obras. Así, la enfermedad y el sufrimiento llevan en sí mismos el anuncio de un nuevo nacimiento. Abren nuestra conciencia y nos llevan a un mejor conocimiento de nosotros mismos y del mundo.

Quienes realmente ayudan a la humanidad son con frecuencia marginados y oprimidos en este mundo, son los Martin Luther King, Mahatma Gandhi, dalái lamas, Nelson Mandela. Ellos han transformado el sufrimiento que han experimentado en mensajes de paz y amor. Hay muchas personas que son capaces de reflejar el más débil rayo de luz y calor con el fin de hacer al mundo más humano y equitativo…

Cuando empecé a escribir estaba muy lejos de saber adónde iría. La escritura es como cualquier acto creativo, un acto de magia. Se crea un espacio vacío sin que se sepa qué se va a hacer con él. Si ya conozco mi objetivo ¿por qué todavía lo busco? Aquí está la diferencia entre los turistas y los viajeros. A través de lo desconocido descubrimos y progresamos. No sabemos adónde nos lleva ni qué pasará con lo que se creó hace poco. Vivir finalmente la propia vida, como el protagonista de la novela *Niebla*, de Miguel de Unamuno, que acaba por salir de su propia historia, de la ficción, y le pide al autor, de carne y hueso, que le permita vivir a pesar de que el personaje desea suicidarse. Con este acto se convierte en el creador autónomo y auténtico de su vida.

Ahora sé lo que tengo qué hacer: dar lo mejor de mí y luego liberarlo.

Tarjetas de pensamientos

Todos los sufrimientos surgen del miedo a la separación y a la soledad. Para poder curarse se debe restablecer el vínculo de la vida con los demás y recordar que todos estamos unidos, los unos con los otros. Tenemos que aprender una vez más a confiar en la vida para encontrar nuestro lugar y para aceptarnos con nuestras debilidades y, así, poder amar.

Los siguientes pensamientos son la esencia de mi acercamiento a mi salud. Se encuentran en tarjetas que se pueden recortar, "jugar" con ellas e integrarlas a la vida diaria. Se extrajeron de algunos libros y, si es posible, se deberían utilizar como una especie de "pensamientos de higiene" diarios. Se pueden mirar, recitar, llevarlos con uno, cambiarlos. Cada tarjeta tiene su propia energía y puede inspirar, impulsar, abrir, contestar, orientar, calmar… Todas ellas tienen, para cualquier persona que trabaje con ellas, un mensaje personal. Nos recuerdan en su forma breve algo que ya experimentamos. Son experiencias que corren por el cuerpo y se despliegan allí donde se necesitan. Son los pequeños gestos que llevan a cambios importantes.

- Hago mi vida de acuerdo con mis ideas.
- Todo lo que existe tiene sentido.
- Todo fluye y cambia. Todo termina.
- La solución está dentro mí, no fuera de mí.

- Acepto la ayuda.
- El problema está en la separación, la solución en la unidad.
- El amor todo lo puede.
- La vida es un ciclo y siempre va hacia la luz.
- Mi voz interior me lleva hacia lo mejor.
- A cada célula de mi cuerpo le informo: yo estoy sano.
- Fuerte como la montaña y flexible como un bambú.
- Tal como estoy en este momento soy perfecto.
- Me perdono en este momento y para siempre.
- Todo es un ciclo, nunca se pierde algo.
- Respeto mi deseo de tranquilidad.
- Yo no soy una víctima, ni un autor, ni un salvador. Soy el responsable de mi vida.
- Doy gracias a la vida.
- Estoy cubierto por un abrigo que me protege de la luz.
- Soy libre como el viento.
- Acepto todo lo que viene y lo tomo como una invitación a cambiar.
- Para entender la unidad debo experimentar la separación.
- En los extremos encuentro mi equilibrio.
- Pienso que soy lo que pienso.
- Aquello por lo que lucho, supongo, se vuelve suave y flexible.
- Confío en mis sentimientos y los observo con la experiencia.
- Llevo dentro de mí la energía de la tierra y la luz del cielo.
- Las cosas brillantes se reconocen más fácilmente en la oscuridad.
- Todo lo que necesito está ahí. Aquí y ahora.
- Mi cuerpo se está renovando constantemente.
- Todo en mí es armonía y comunicación.

- Veo lo pequeño en lo grande y lo grande en lo pequeño.
- Mi destino es mi tarea de aprendizaje.
- La separación es una ilusión.
- Los milagros ocurren si yo creo en ellos.
- Lo que me molesta de los demás tengo que trabajarlo dentro de mí.
- Me alejo de lo superfluo y de las limitaciones.
- Mi vida es amor, paz, salud, abundancia, autonomía, desarrollo.
- Necesito de mi lado oscuro para poder ver el lado positivo.
- En cada uno de nosotros se encuentra lo mejor y lo peor. Yo acepto los dos.
- Miro mis sentimientos y permito que se vayan.
- Las máscaras protegen y sofocan al mismo tiempo. Yo me las quito.
- El amor actúa, el miedo reacciona.
- Mi cuerpo es energía.
- Yo soy como el cielo, no como las nubes que pasan.
- Todo lo que percibo del exterior se encuentra también en mí.
- Estoy unido a todo lo que debo.
- El cambio comienza cuando se habla.
- Renuncio al resultado. El viaje es la recompensa.
- Yo soy el artífice de mi experiencia.
- Todo es posible en cualquier momento.
- Los ritmos de mi cuerpo están en perfecta armonía.
- Yo convierto en mi corazón la energía oscura y densa en una luz brillante.
- Mi respiración me guía y me abre los espacios.
- Acepto la incomodidad como una invitación al cambio.

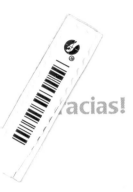

¡Gracias!

Doy las gracias a todos los que se han preocupado por mí, por su competencia y su humanidad; a quienes me han acompañado, por su amistad y su confianza; a mi esposo, por su amor, y a mi cuerpo porque me llevó por el camino hacia mí misma.

Índice